全国中等医药卫生职业教育"十二五"规划教材

护理礼仪与人际沟通

（供护理、助产、涉外护理专业用）

主　编　毛春燕（甘肃省中医学校）
副主编　（以姓氏笔画为序）
　　　　陈碧瑕（北海市卫生卫校）
　　　　贾慧苏（牡丹江市卫生学校）
　　　　龚舒琴（镇江卫生学校）

中国中医药出版社
·北京·

图书在版编目（CIP）数据

护理礼仪与人际沟通／毛春燕主编. —北京：中
国中医药出版社，2013.8（2021.8重印）
全国中等医药卫生职业教育"十二五"规划教材
ISBN 978 - 7 - 5132 - 1525 - 1

Ⅰ.①护…　Ⅱ.①毛…　Ⅲ.①护理—礼仪—中等专业
学校—教材②护理学—人际关系学—中等专业学校—教材
Ⅳ.①R47

中国版本图书馆 CIP 数据核字（2013）第 133501 号

中 国 中 医 药 出 版 社 出 版
北京经济技术开发区科创十三街 31 号院二区 8 号楼
邮政编码　100176
传真　010 64405721
河北品睿印刷有限公司印刷
各地新华书店经销

＊

开本 787×1092　1/16　印张 11.5　字数 253 千字
2013 年 8 月第 1 版　　2021 年 8 月第 7 次印刷
书　号　ISBN 978 - 7 - 5132 - 1525 - 1

＊

定价　35.00 元
网址　www.cptcm.com

全国中等医药卫生职业教育"十二五"规划教材
专家指导委员会

全国中等医药卫生职业教育"十二五"规划教材
《护理礼仪与人际沟通》 编委会

主　编　毛春燕（甘肃省中医学校）

副主编　（以姓氏笔画为序）

　　　　陈碧瑕（北海市卫生卫校）

　　　　贾慧苏（牡丹江市卫生学校）

　　　　龚舒琴（镇江卫生学校）

编　委　（以姓氏笔画为序）

　　　　纪成雁（大同市卫生学校）

　　　　苏积英（北海市卫生学校）

　　　　李　研（西安交通大学医学院附设卫生学校）

　　　　陈向阳（四川中医药高等专科学校）

　　　　苗晓琦（甘肃省中医学校）

前　言

　　"全国中等医药卫生职业教育'十二五'规划教材"由中国职业技术教育学会教材工作委员会中等医药卫生职业教育教材建设研究会组织，全国120余所高等和中等医药卫生院校及相关医院、医药企业联合编写，中国中医药出版社出版。主要供全国中等医药卫生职业学校护理、助产、药剂、医学检验技术、口腔修复工艺专业使用。

　　《国家中长期教育改革和发展规划纲要（2010－2020年)》中明确提出，要大力发展职业教育，并将职业教育纳入经济社会发展和产业发展规划，使之成为推动经济发展、促进就业、改善民生、解决"三农"问题的重要途径。中等职业教育旨在满足社会对高素质劳动者和技能型人才的需求，其教材是教学的依据，在人才培养上具有举足轻重的作用。为了更好地适应我国医药卫生体制改革，适应中等医药卫生职业教育的教学发展和需求，体现国家对中等职业教育的最新教学要求，突出中等医药卫生职业教育的特色，中国职业技术教育学会教材工作委员会中等医药卫生职业教育教材建设研究会精心组织并完成了系列教材的建设工作。

　　本系列教材采用了"政府指导、学会主办、院校联办、出版社协办"的建设机制。2011年，在教育部宏观指导下，成立了中国职业技术教育学会教材工作委员会中等医药卫生职业教育教材建设研究会，将办公室设在中国中医药出版社，于同年即开展了系列规划教材的规划、组织工作。通过广泛调研、全国范围内主编遴选，历时近2年的时间，经过主编会议、全体编委会议、定稿会议，在700多位编者的共同努力下，完成了5个专业61本规划教材的编写工作。

　　本系列教材具有以下特点：

　　1. 以学生为中心，强调以就业为导向、以能力为本位、以岗位需求为标准的原则，按照技能型、服务型高素质劳动者的培养目标进行编写，体现"工学结合"的人才培养模式。

　　2. 教材内容充分体现中等医药卫生职业教育的特色，以教育部新的教学指导意见为纲领，注重针对性、适用性以及实用性，贴近学生、贴近岗位、贴近社会，符合中职教学实际。

　　3. 强化质量意识、精品意识，从教材内容结构、知识点、规范化、标准化、编写技巧、语言文字等方面加以改革，具备"精品教材"特质。

　　4. 教材内容与教学大纲一致，教材内容涵盖资格考试全部内容及所有考试要求的知识点，注重满足学生获得"双证书"及相关工作岗位需求，以利于学生就业，突出中等医药卫生职业教育的要求。

　　5. 创新教材呈现形式，图文并茂，版式设计新颖、活泼，符合中职学生认知规律及特点，以利于增强学习兴趣。

　　6. 配有相应的教学大纲，指导教与学，相关内容可在中国中医药出版社网站

（www.cptcm.com）上进行下载。本系列教材在编写过程中得到了教育部、中国职业技术教育学会教材工作委员会有关领导以及各院校的大力支持和高度关注，我们衷心希望本系列规划教材能在相关课程的教学中发挥积极的作用，通过教学实践的检验不断改进和完善。敬请各教学单位、教学人员以及广大学生多提宝贵意见，以便再版时予以修正，使教材质量不断提升。

中等医药卫生职业教育教材建设研究会

中国中医药出版社

2013 年 7 月

编写说明

护理礼仪与人际沟通是中等卫生职业教育护理、助产、涉外护理专业的一门专业课程。全书以源远流长的礼仪文化为深厚底蕴，围绕护士仪表、举止、交往礼仪及护士人际沟通、护患沟通技巧，指导护理行为过程中有关礼仪沟通的艺术问题。

本教材在编写过程中，根据中等医药卫生职业教育"十二五"规划教材的建设思路，结合护士执业资格考试的"考点"，坚持"贴近实际、关注需求、注重实践、突出特色"的基本原则，编写内容以解决护理行为过程中的礼仪沟通问题为主线，强化护士的礼仪训练，阐述基本知识和基本技能的实际应用。同时对编写体例进行了创新，注重思想性、科学性、先进性、启发性和适用性相结合，形成"学－做－练"一体化，将理论知识、实践技能、同步训练三部分有机组合。在编写形式上注重激发学生的兴趣，增加了大量的图片，配备了教学光盘，增强了可视性，便于教师讲授和学生学习。在正文中穿插了知识链接、课堂互动，使教材生动活泼，同时唤起学生的问题意识，做到举一反三、活学活用。

本教材共分十章，包括对绪论、护士仪表礼仪、服饰礼仪、举止礼仪、交往礼仪、工作礼仪、求职礼仪、人际沟通、语言沟通、护患沟通等方面作了详细、全面的介绍，并辅以具体的实践训练，使学生真正做到学以致用；附录一介绍中外礼仪文化，作为学生自学参考的内容；附录二为教学大纲，作为教师教学的指导性文件，各校可根据自己的实际情况参照执行。每章前面提出了知识要点，供师生参考，每章后面配有同步训练，以便学生自学和复习。

本教材注重学生能力的培养和提高，理论联系实际，深入浅出，简明扼要，对提高学生分析问题和解决问题的能力有所裨益，既是中等卫生职业学校学生使用的教材，也可作为护理人员的在职培训教材。

在编写过程中，参考了部分教材和有关著作，从中借鉴了许多有益的内容，在此向相关的作者和出版社一并致谢。并特别感谢四川中医药高等专科学校及附属富临医院的大力支持，以及该校的陈向阳老师及林琳老师为本教材协助拍摄了大量精美的图片。

为了体现中等卫生职业教育护理专业教材的特色，我们在编写形式上做了改进和尝试。但由于编者水平有限、编写时间仓促，难免会有疏漏之处，敬请各位专家、同行及使用者提出宝贵意见，以便再版时修订。

《护理礼仪与人际沟通》编委会
2013 年 7 月

目　录

第一章　绪　论

知识要点

掌握：礼仪的作用、护理礼仪的作用与原则、护士职业形象的培养。

熟悉：礼仪的基本概念与分类、护理礼仪的概念与特点。

了解：礼仪的起源。

我国是一个历史悠久的文明古国，素有"礼仪之邦"的美称。讲"礼"重"仪"是中华民族世代相传的优良传统。源远流长的礼仪文化始终贯穿于中华民族文化发生、发展和规范完善的全过程，渗透在文化、制度和道德之中，在中国古代文化发展史上起着"准法律"的作用，也成为中华民族具有的文化特质。在新世纪，人们的社会交往日益广泛，国际间的交流日趋频繁，礼仪的重要性也日益凸显。而医疗卫生这一特殊的服务行业，随着"以人的健康为中心"的护理理念的形成，对护理人员的职能和素质提出了更高的要求。因此，加强护士的礼仪修养，已成为护理教育中必不可少的重要课程。

第一节　礼仪概述

一、礼仪的起源

（一）中国礼仪的起源与发展

礼仪起源于原始社会。据考古学、民俗学等方面的资料证明，我国原始社会的社会生活中已经形成了颇具影响的礼仪规范。原始的宗教礼仪、婚姻礼仪等已具雏形，其中敬神礼仪更为突出。到了新石器时代晚期，人际交往礼仪也初步形成。当时的人们在交往中已经注重尊卑有序、男女有别了。

进入奴隶社会后，礼的主体就是政治体制、刑典法律。奴隶主政权的主要职能之一就是祭祀，祭祀作为一种仪式，更进一步法定化、神圣化，并被推广到社会生活的各个领域，以此来规定名分、划分等级、规范人们的行为。到夏、商、周时期礼仪日趋完善，逐渐典章化和制度化，渗透到了社会生活的各个方面。西周时代，是我国古代历史的礼治时代，最早被后人称为中国"礼学著作"的"三礼"——《周礼》、《仪礼》、《礼记》就成书于这个时期。

春秋战国时期，周王室衰落，传统礼制衰退，出现了所谓"礼坏乐崩"的局面。这一时期，以孔子、孟子、荀子等思想家为代表的先秦儒家学者，深刻论述了礼仪规范，发展和革新了礼仪理论。孔子主张复兴周礼，并对周礼作了一定的补充和发展，在理论上阐述了礼的起源、本质、功能等问题，深入概括了社会等级秩序的划分及其意义，以及与之相适应的礼仪规范、道德义务。孔子认为"不学礼，无以立"，要求人们用道德规范约束自己的行为，做到"非礼勿视，非礼勿听，非礼勿言，非礼勿动"，倡导"仁者爱人"。孟子提倡和发展了孔子"礼治"的理论，他主张"以德服人"及"舍生取义"，讲究"修身"和培养"浩然之气"。荀子更重视"礼"，著有《礼论》，提出了"隆礼"、"重法"，主张用"礼仪"来对人性进行改造。

进入封建社会后，以西汉董仲舒为代表的儒家学者提出了"三纲"、"五常"之说，使我国古代礼仪有了新的内涵。礼仪规则分化为两个部分：一是与国家政治息息相关的礼仪制度，包括政幕的一系列礼仪仪式，以及人们在日常政治活动与社会交往中应遵守的行为规范。二是指家庭礼仪，如祖孙、父子、母子、兄弟、姊妹、夫妻、叔嫂、婆媳、主仆之间等应遵守的礼仪。

 课堂互动

你认为哪些行为属于礼仪？学生在课堂中应该注意哪些礼仪？

清朝末年，西方文化大量涌入中国，对我国的传统礼仪产生了冲击。"中华民国"建立后，孙中山主张破旧立新，传统礼仪文化和规范逐渐被时代所抛弃。尤其"五四运动"之后，科学、民主、自由等新观念的树立，拉开了礼仪发展的新帷幕，与之相适应的礼仪标准也渗透到了社会的各个方面。

新中国成立后，以科学精神、民主思想以及和谐发展为基础，剔除了封建糟粕，倡导社会主义精神文明的新风尚，为礼仪发展注入了新的内涵，也标志着中国礼仪和礼学进入了一个崭新的历史时期。

（二）西方礼仪的起源与发展

西方礼仪文化也有一个产生与发展的过程。西方的文明史在很大程度上表现了人类对礼仪的追求与礼仪演变的历史。在古希腊、古罗马时代的诗歌典籍、荷马史诗以及苏格拉底、柏拉图、亚里士多德等哲学家的著述中，都有关于礼仪的论述。中世纪教会，礼仪更为盛行，一方面对人们的为人处世提出严格要求，另一方面却又束缚着人们的思想行为。"文艺复兴运动"使人们从封建的柳锁中解放出来，宗教礼仪逐渐失去主导地位，自由、平等、博爱等思想观念渗入到礼仪文化中，使人类历史上的传统礼仪发生了重大变化。

历史发展到今天，各个国家和民族都形成了独具特色的礼仪文化和礼仪规范。同时，当今世界也形成了一些被普遍认可和接受的礼仪惯例。

二、礼仪的基本概念与分类

(一) 礼仪的基本概念

礼仪具有丰富的内涵，其含义随着社会的发展越来越宽泛，但核心是统一的，即礼仪是在人际交往过程中形成并得到共同认可的行为规范、交往程序和准则，是通过尊重、敬意、友好、关心等进行沟通与交流、增进了解、表达心意的一种形式。

礼仪从不同的角度做不同的解释，归纳起来大致有以下几点：

(1) 从修养的角度 礼仪是一个人的内在修养和素质的外在表现。

(2) 从道德的角度 礼仪可以被界定为为人处世的行为规范或准则。

(3) 从交际的角度 礼仪可以说是人际交往中实用的一种交际方式。

(4) 从民俗的角度 礼仪可以说是在人际交往中必须遵守的律己敬人的习惯形式。

(5) 从传播的角度 礼仪是人际交往中的一种艺术技巧。

(6) 从审美的角度 礼仪是一种形式美，是人的心灵美的必然外化。

礼仪是对礼貌、礼节、仪式、仪表等的统称。

礼貌 是指人们在交往过程中为表示尊敬和友好，通过仪表、语言、动作等表现出的对交往对象的敬意，如尊称、主动打招呼、道谢等。

礼节 是社会交往中表示尊重、祝贺、问候致意、慰问哀悼等的惯用形式。它是礼貌表现的具体方式，即没有礼节就无所谓有礼貌，有了礼貌则必须要有礼节。

仪式 是为表示敬意或隆重在较为庄重的场合，举行专门程序的规范化活动，如奠基仪式、开幕仪式、颁奖仪式等。

仪表 是指人外在的表现，包括容貌、服饰、姿态、风度和个人卫生等。

从本质上讲，礼貌是礼仪的基础，礼节、仪式、仪表都是礼仪的基本组成部分，礼仪是由一系列具体的、表现礼貌的礼节构成，是一个完整、系统表现礼貌的过程，在层次上高于礼貌、礼节，其内涵更深、更广。总的来说，是指在社会交往中，表示尊重、敬意和友好的一整套社会规范和基本的道德准则。

(二) 礼仪的分类

礼仪按照行业划分，分为行业礼仪和非行业礼仪。行业礼仪，也称职业礼仪，包括政务礼仪、商务礼仪、服务礼仪；非行业礼仪，如社交礼仪和涉外礼仪等。护理礼仪属于行业礼仪，是一种特定行业的职业礼仪，即护士在工作岗位上所应当遵守的行为规范。

1. 政务礼仪 也称国家公务员礼仪，是指国家公务员在执行公务时所应遵守的礼仪。

2. 商务礼仪 是指公司、企业的从业人员及其他一切从事经济活动的人士，在经济来往中所应遵守的礼仪。

3. **服务礼仪** 是指各类服务行业的从业人员在工作岗位上所应遵守的礼仪。

4. **社交礼仪** 也称交际礼仪，是指社会各界人士在一般性交际应酬中所应遵守的礼仪。

5. **涉外礼仪** 也称国际礼仪，是指对外国际交往中，国内人士所应遵守的礼仪。

三、礼仪的作用

随着我国经济的飞速发展，各种社交活动日趋繁多，对外交流日益频繁，礼仪也在社会交往中发挥着越来越大的作用。

1. **规范行为** 礼仪最基本的功能就是规范各种行为。它规范着人们应该这样做，而不应该那样做；应该做这样的事情，而不应该做那样的事情。这有利于塑造自我形象，表现出对他人的尊重，从而赢得友谊。

2. **传递信息** 礼仪是一种信息，通过这种信息可以表达出尊敬、友善、真诚等感情。在人际交往中，恰当的礼仪可以获得对方的好感、信任，进而有助于事业的发展。日常交际中优雅的举止、温和的言语，可增添融洽的气氛，这有利于人际关系的和谐发展。

3. **增进感情** 礼仪容易使双方互相吸引、增进感情，促进良好人际关系的建立和发展。反之，如果不讲礼仪，粗俗不堪，那么就容易产生感情排斥，造成人际关系紧张，给对方造成不良印象。按照礼仪规范，缩短人与人之间的情感距离，有利于各方建立友好与合作的人际关系，缓解或避免不必要的人际冲突。

4. **美化形象** 礼仪是人类生活经验的总结，强调一个人塑造良好形象时，必须内外优化，整体配合，逐步形成内在美与外在美的统一。当个人重视自身的修养，大家都能以礼相待时，人与人之间的相处会变得更加和睦，生活会更温馨，社会也会更和谐。

5. **教育作用** 礼仪规范由于自身的丰富文化内涵，一直以来作为人类的教育工具，通过不同的方式教育，引领和帮助人们纠正不良行为习惯，使人们净化心灵，逐步成为通情达理、助人为乐、讲求奉献的好公民。人们通过接受礼仪教育，可以改正缺点、端正品行、陶冶情操、与人为善。

第二节　护理礼仪

一、护理礼仪的概念与特点

（一）护理礼仪的概念

护理礼仪是一门研究护理工作中交往艺术的学问。作为一种专业文化模式，它除了具有一般礼仪的基本特征外，还具有护理专业的文化特性。在适用对象、适用范围上具有显著的专业特征，被视为护理行业的行为规范，指导并协调护理行为过程。

（二）护理礼仪的特点

1. **规范性** 护理礼仪是护理人员必须遵守的行为规范，是要求护理人员可以做什么、不可以做什么，对其待人接物、律己敬人、行为举止等方面提供规定的模式或标准。

2. **强制性** 护理礼仪的诸多内容均以法律、法规、制度、守则和原则为基础，对护理人员在工作中具有强制的约束力，对不遵守者应给予惩处，以保障护理礼仪的严肃性。

3. **综合性** 护理礼仪是一种专业文化，它是将护理服务的科学性与艺术性相结合，人文与科技相结合，伦理学与美学相结合，为培养护士较高的综合素质提供了依据。因此，在护理活动中应体现出护士的科学态度、人文精神和丰富的文化底蕴。

4. **适应性** 护理礼仪的适应性是指护士应当具有对不同服务对象或不同文化的礼仪灵活适应的能力。随着国际间交往的日趋频繁，护理工作所面对的患者其信仰、风俗、文化等均具有显著差异，护士在工作中应当尊重患者的信仰、文化、习俗，并在交流、接触中调整自我、积极适应。

5. **可行性** 护理礼仪作为护理工作中的行为规范，要广泛运用于护理实践，应受到护理对象的认可，使之乐于接受，以保证礼仪的有效性和可行性。

6. **传统性** 传统性是护理礼仪的重要特征。任何地区、民族或国家都有自己的传统文化，其精髓必须继承。我国护理礼仪既有对中华民族重人伦、崇道德、尚礼仪等优良传统的传承，又充分汲取西方文化的精华，与时俱进，逐渐形成完善的科学体系。

二、护理礼仪的作用与原则

（一）护理礼仪的作用

1. **有助于提高护理人员的自身修养** 学习护理礼仪能帮助护理人员更好地表现自己的职业道德品质和完美的职业行为，促使她们不断地在礼仪、道德修养、业务技术、心理品质和职业素质等方面进行自我完善，以满足护理职业的特殊要求，并在勤奋的学习中充实自己，在各种不同的环境中磨炼自己，不断提高礼仪水平和自身修养，树立良好的职业形象。

2. **有助于建立和谐的护患关系** 社会是相互联系、相互依存和相互制约的群体。每个人都希望生活在一个安定团结、和睦友好的环境中，而这种环境需要礼仪去创造和维持。在提供护理服务的过程中，护理人员得体的举止、恰当的言谈等良好的礼仪行为，能够沟通患者的情感，化解护患之间的隔阂和对立，营造出护理人员与患者的和谐气氛，从而促进护患交往的进一步发展，帮助患者勇敢面对现实，加速疾病治愈。

3. **有助于促进社会文明进步** 护理人员完美的礼仪规范、礼仪素养会在家庭、单位和社会产生情感上的共鸣，这有助于社会风气的净化，有助于提升个人乃至全社会的精神品位，从而促进家庭美德、职业道德和社会公德的建设。

（二）护理礼仪的原则

礼仪主要起规范作用，因此在运用护理礼仪时需要遵循一定的原则。概括地说，就是护理人员在人际交往、护患往来中所依据的标准与规则。

1. **尊敬的原则**　所谓尊敬就是要求护理人员承认和重视每个患者的人格、感情、习惯以及应享受的权利和利益。只有这样才能保持和谐的护患关系，才能保证护理工作的顺利开展。

2. **宽容的原则**　宽容是护理人员一种质朴的情感。护理人员对患者的宽容，是能体察患者的痛楚心态，理解患者的偏激情绪，宽容患者的发泄行为，周全护理，体谅患者。

3. **平等的原则**　要求护士对患者一视同仁，不能以患者在年龄、性别、种族、性格、财富、职业等以及与自己的关系远近等方面不同，就厚此薄彼，区别对待，而应给予同等程度的礼遇。

4. **真诚的原则**　真诚是人与人相处的基础，是一个人外在行为与内在道德的统一。在护患交往中要做到真诚，就要务必做到诚实无欺、表里如一、言行一致，这样才能赢得患者的信任和尊重。

5. **自律的原则**　在护患交往中，护理人员应自觉遵守礼仪规范，努力树立良好的个人形象和护理群体的整体形象，让护理人员成为受欢迎的人，护理职业成为受尊重的职业。

6. **适度的原则**　与患者交往时应该注意分寸的把握。当行则行、该止则止，"过犹不及"，做得过了头，或者做得不到位，都不能达到预期的效果。

7. **从俗的原则**　由于国情、文化背景的不同，在人际交往中要注意"一方水土，一方习俗"的原则。因此，护理人员忌随意批评或否定他人的习俗，特别是在与少数民族或国外患者交往时，尤应注意从俗原则。

三、护士职业形象的培养

护理礼仪是一种职业礼仪，是护士在职业活动中所遵循的行为标准，是护士行为、修养、气质等职业素质的综合反映。它包括护士仪表、使用语言的艺术、人际沟通技巧及护士行为规范。护士职业形象的培养主要有以下四个方面。

1. **加强道德品质修养**　道德品质是一个人的内在素质，礼仪水平的高低，受其道德修养水平的制约。护理人员高尚的职业道德、良好的礼仪修养对于改善护患关系、塑造良好职业形象起着重要的作用。因此，每个护理工作人员都应当严格遵守护理职业道德规范，注重礼仪，自觉维护"白衣天使"的崇高形象。

2. **培养完美职业个性**　个性是一个人气质、性格、能力的综合体现，需要经过不断的努力，在职业环境中经过熏陶和潜移默化，形成完善的自我。护理职业的特殊性要求护士必须培养出一种富有爱心、耐心、细心和责任心的完美个性，这样才能树立良好的职业形象。

3. **具备良好心理素质**　现代礼仪要求人们具有良好的心理素质和健康积极的心态。护士多重性的角色功能更需要护士从生理、心理、社会、文化、精神诸方面整体观察患者的行为反应表现，并且给予相对应的护理措施。从这个过程来看，患者对护理人员存在着一定程度的心理依赖性。护士只有以良好的心理素质和健康的心态去面对患者，才能给患者提供礼貌优质的护理服务，在心理上真正帮助患者战胜疾病、消除痛苦。

4. **提升科学文化修养**　扎实的专业知识和技能是护士职业形象培养的基础，是护理工作顺利进行的保证。丰富的科学文化知识，可以拓展视野、开阔思路，有助于培养护士科学的思维方法，为良好职业形象的培养提供条件。

总之，护理人员学习相应的礼仪知识，是当今时代的呼唤，也是专业发展的需要，只有遵循良好的礼仪规范和职业道德，才能更好地体现新时代"白衣天使"的风采，才能为护理服务对象提供更优质的服务。

同步训练

1. 礼仪具体表现在（　　　）
   A. 礼貌、礼节、仪式等方面
   B. 礼貌、礼节、仪式、仪表等方面
   C. 礼貌、礼节、仪式、仪表、礼数等方面
   D. 语言、行为、仪态、仪表等方面
   E. 礼貌、礼节、仪式、仪态等方面

2. 下列哪一项不是礼仪的特点（　　　）
   A. 共同性　　　B. 限定性　　　C. 差异性　　　D. 发展性　　　E. 永久性

3. 护理礼仪的原则不包括（　　　）
   A. 适度的原则　　　　　　　　　B. 平等的原则
   C. 尊敬的原则　　　　　　　　　D. 宽容的原则
   E. 均衡的原则

4. 护士应具备的专业素质不包括（　　　）
   A. 系统的护理学基础理论　　　　B. 有较强的实践技能
   C. 具有敏锐的观察能力和分析能力　　D. 有诚实的品格
   E. 勇于钻研业务

5. 护士职业形象培养中包括下列哪一项（　　　）
   A. 加强道德品质修养　　　　　　B. 培养完美职业个性
   C. 具备良好心理素质　　　　　　D. 以上全都是
   E. 提升科学文化修养

参考答案

1. B　　2. E　　3. E　　4. D　　5. D

第二章 护理仪表礼仪

 知识要点

掌握：表情礼仪、护士仪表礼仪的规范要求及注意事项。

熟悉：仪容礼仪在日常工作生活中的运用。

了解：仪容礼仪包含的主要内容。

第一节 仪容礼仪

仪容在个人整体礼仪中居于非常显著的地位，传达出最直接、最生动的第一信息。得体、健康的仪容带给人们的是朝气蓬勃、亲切热情、可以信赖的感觉，同时也体现了个人对他人、对社会的尊重。护士整洁简约、形象端庄、修饰规范的仪容会赢得良好的首因效应，从而在以后的工作中得到患者更多的尊重、支持与配合。因此，护理人员学会如何塑造自身良好的仪容，显得至关重要。

一、头发

头发为人体之冠。在人际交往中，美的发型能给人一种整洁、庄重、洒脱、文雅的感觉。相对男士而言，女士的发型更为多样化，但需根据人的脸型、体型、年龄、气质的不同选择适合的发型，才可扬长避短，和谐统一，增加人体的整体美。

（一）发型与脸型的配合

发型首先要与脸型协调。东方人非常推崇鹅蛋脸型，这是因为亚洲人的五官轮廓不是那么突出，只有鹅蛋脸圆润的曲线将五官的清丽、柔美最完美地体现出来。但是，我们每一个人的脸型不可能都长得非常标准，这就可以借助于发型来修饰。通常将脸型分为八类：鹅蛋脸、圆脸、三角脸、逆三角脸、菱形脸、方脸、长脸、大型脸。

1. 鹅蛋脸　鹅蛋脸是标准的脸形，长、短发型都适合。

2. 圆脸　①可将头顶部的头发梳高，会使脸部显得长些，避免头发遮住额头；②利用头发遮住两颊，发线中分，可使脸颊宽度减少。

3. 长脸　①尽量让头发向两旁分散，以增加量感；②将前发剪成"刘海"，使脸蛋显得丰满；③发线采用侧分法。

4. **方脸**　①在颔部结低发髻，有优雅感；②让头发披在两颊，减少脸的宽度；③发线侧分，并使发线向头顶斜伸。

5. **三角脸**　①增加两侧头部头发的分量；②以发梢遮两腮；③发线侧分。

6. **倒三角脸**　①头发往上梳，显得头部稍长；②增加两侧发量，尽量梳得蓬松；③发线中分。

7. **菱形脸**　①以蓬松的大波浪，增加侧面量感；②头发遮住颧骨，增加脸型柔和感；③发线侧分，自眉上斜分向外。

8. **大脸型**　①使头发自然伏贴遮住两颊，以减少脸宽；②不可梳过于蓬松的发型，否则脸会显得更大；③将头发剪短，全部向后梳，不要分发线。

（二）发型与体型的配合

人的体型有高矮、胖瘦之分，发型的好坏对体型有着直接的影响。不同的体型应该选择与之相适合的发型。

1. **体型瘦高者**　身材瘦长，适合留长发型，不宜盘高发髻或将头发削减得太短。卷曲的波浪式发型对清瘦的身材也有一定的协调作用。

2. **体型高大者**　高大身材的人一般留简单的短发为好。对长直发、长波浪、中长发、束发、盘发都可酌情选择。

3. **体型矮小者**　体型矮小的人不适合长发型或蓬松的发型，应选择精巧别致的短发。盘高的发型使身材有高挑感，最适合身材矮小的人。

4. **体型矮胖者**　体型矮胖的人，发型整体应有向上的趋势，亮出颈部以增加一定的身高。不宜留长波浪、长直发等发型，可选择有层次的短发型。

（三）发型与职业的配合

发型能反映出一个人的文化修养、社会地位和精神状况，因此，在选择发型的诸多因素中，职业也是选择发型的重要因素。

1. **学生**　青少年学生及青年运动员性格活泼开朗，适合较轻松活泼的发型。发型一般不宜过分复杂，应尽可能使发型线条简洁、流畅、粗放，富于青春的活力。

2. **职业女性**　职业女性梳理清秀典雅的发型，能体现持重、干练、成熟的特征。服务性行业女青年适合梳理丰满、秀美的发型。发型的优美、明快、生动能使人产生信任感和亲切感。

（四）发型与年龄的配合

一般来说，年长者不宜梳长发，因为梳长发会给人一种青春幼稚的感觉。假若一头飘逸披肩的秀发出现在一位六七十岁的老大娘头上，会令人感到哗然。披散在颊边的垂发会更使年长者显得憔悴而衰老。因此，老年女性最适合的发型是花型大而简单的短发，这种发型显得利索、精神，给人以思维敏捷、头脑清晰、很有韵味的感觉。如果留长发，应盘低发髻，这种发型给人以高贵、典雅而又温婉可亲的印象。

（五）发型与服饰的配合

即使衣服、鞋袜、化妆都得体，如果发型不协调，也会破坏整体美。因此，发型必须与服饰相适应。如果留的是长发，就可以随服饰的变化而改变自己的发型，例如，在比较庄重的场合穿礼服时，可将头发挽成低发髻，显得端庄、高雅。着运动装时，可将头发束起，给人以活泼、潇洒的感觉。着宽大的棉麻服装时，可将头发梳理成一根发辫或双辫分别结于耳朵之上，适当加一些头饰，这样就使乡间的质朴与都市的现代感完美地结合起来。

二、面容

（一）五官

保持干净洁润是面部仪容最基本的礼仪要求，体现出对交往对象的尊重。要养成良好的卫生习惯，保持面部清洁。具体要求如下：

1. 眼部　眼睛是心灵的窗户，在人际交往中起着非常重要的作用，是面容修饰时首要的部位。因此应做到：

（1）注意卫生　要及时清除分泌物。若患有眼部传染疾病，在取得他人谅解后，自觉回避社交场合。

（2）适度修饰　可通过修眉、画眉进行修饰。

（3）合理戴镜　佩戴眼镜应安全、舒适、美观。在工作场合，不宜佩戴太阳镜，否则会使人产生距离感，影响正常交往。

2. 耳部　耳部的修饰容易忽略，应经常清洗耳朵及耳后皮肤，必要时还要清除耳垢；耳毛长出耳朵外面时要及时修剪，以免影响美观。公共场合不可随意掏耳朵，以免失敬于人。

3. 鼻部　社交场合中，应保持鼻腔清洁，不让异物堵塞鼻孔。工作或应酬时，鼻毛外露极不雅观，要经常检查、及时修剪。避免出现当众擤鼻涕、吸鼻子或挖鼻孔等不雅动作。

4. 口部　社交礼仪要求，口部应做到"三无"，即无异物、无异味、无异响。

（1）无异物　要求每日早晚刷牙、饭后漱口，及时清除口腔异物，确保口齿洁净。

（2）无异味　上班或社交前，应禁吸烟、饮酒，且忌食葱、蒜、韭菜、腐乳等气味刺鼻的食物。如有接触，应及时刷牙、漱口或咀嚼茶叶、口香糖等物祛除异味，不可任其存留。

（3）无异响　在社交场合，除谈笑声外，应避免人体所发出的各种不雅之声，如哈欠、清嗓、喷嚏、咳嗽、打嗝、吐痰、吸鼻等。

此外，若无特殊宗教信仰、文化背景和民族习惯，原则上男士不宜蓄留胡须。

（二）化妆

化妆要求妆容端庄简约、清丽素雅。化妆技巧可分为整体化妆法和简易化妆法两种。应注意做好妆前准备，并使用正确的化妆步骤。

1. 妆前准备　化妆前要准备好适合自己肤质，并与身份、气质、着装相匹配的化妆品，如洗面奶、润肤霜、粉底、眉笔、眼影、睫毛液、腮红和唇膏等。

2. 整体化妆法

（1）**修眉**　利用修眉工具顺着眉毛生长的方向修除多余的毛发，使眉线整齐清晰、优美流畅，为画眉做好准备。标准眉毛分为眉头、眉峰和眉尾。眉头应在鼻翼或内眼角的垂直延长线上，眉峰在眼球正视前方时外缘向上的垂直延长线上，眉尾在鼻翼与外眼角的连线与眉相交处，眉头和眉尾基本在同一水平线上。

（2）**洁面**　用有效的清洁用品彻底清洁皮肤后，将能够改善并保护皮肤的化妆水或润肤霜均匀地弹拍于整个面部及颈部，为皮肤补充水分、增加营养，同时增强皮肤与化妆品的亲和性，不易脱妆。

（3）**涂粉底**　粉底能够遮盖瑕疵、调和肤色、改善皮肤质地，使面部皮肤显得光洁细腻。应根据妆型、皮肤性质、肤色等选择粉底霜、粉底液、粉条或粉饼。如淡妆宜选择乳液状粉底，更为自然；浓妆则选择膏状粉底，增强立体效果。油性皮肤宜用粉底液或粉饼，干性皮肤更适合粉底霜。偏红肤色用淡绿色粉底，黄灰肤色选用紫色粉底，黑肤色宜用颜色略深的深棕色粉底等。施粉底不宜过厚，可用印按、拍按或点压等轻柔的手法，由上至下、由内向外，将其均匀地涂抹在整个面部、耳后及颈部，各部位要衔接自然，不能有明显的分界。

（4）**定妆**　用粉扑将透明或同色的蜜粉轻轻地扑于面部，使整个妆容均匀固定。特别是鼻唇及眼周等最易脱妆的部位，可按上述方法多做几遍，反复定妆。注意不要用粉扑在妆面上来回摩擦，以免破坏底妆。最后再用粉刷将多余的定妆粉轻轻扫去。

（5）**画眉**　古人云"眉取形、眼取神、唇取色"，因此画眉时要突出眉头、眉峰、眉尾的准确位置，按照"眉头最粗、色最淡，眉峰最高、色最深，眉尾最细"的原则，用眉笔沿着修好的眉形从眉头至眉尾逐笔描画，要求动作轻柔、力度一致。最后用眉刷将眉毛和描绘的颜色充分融合在一起，使眉毛呈现立体自然的美感（图 2 - 1）。

（6）**眼部化妆**　化眼妆可以更好地突出眼部的神采，凸显面部表情。一是涂眼影。一般宜选择柔和的单色，如米色、白色等，具有淡雅自然的效果，还应与眼形、脸形、妆色、服饰等协调。例如着红色或白色护士服，眼影宜选暖色调，穿蓝色护士服眼影则宜用冷色调。涂抹时，用眼影棒或眼影刷蘸取已经选好的眼影色沿睫毛边缘，在眼尾往眼头方向约1/4处重复涂抹，然后晕淡。眉骨下方可用亮色眼影，使眼部有立体感、眼睛生动有神。二是画眼线。画上眼线时，眼睛尽量向下看，用拇指将上眼睑向上轻提，使睫毛根部充分显露，再用软芯防水眼线笔的笔尖，沿睫毛根部从内眼角向外描画；画下眼线时，眼睛向上看，沿着睫毛根部从眼尾向中部描画出长度约1/3眼长的下眼线，一般不画内眼角，重点晕染眼尾。三是涂睫毛。先使用睫毛夹使睫毛上翘，再用黑色睫毛刷蘸取防水睫毛液，从上眼睑的睫毛根部向睫毛梢纵向涂染，然后横向涂染下眼睑的睫毛。

（7）晕染腮红 应根据脸型来确定腮红的色彩和晕染方法。一般用粉刷将腮红从面颊颧骨处向鬓角方向轻轻刷开，要涂抹均匀，使粉底与腮红衔接自然。

（8）画唇 唇部化妆可以令整个妆容生动明艳，是化妆中的点睛之笔。护士宜选用暖色系或淡而自然的滋润性唇膏或唇彩。可先用唇刷修出优美的、富有立体感的唇部轮廓，也可将唇膏直接或借助唇刷均匀地涂抹在嘴唇上。

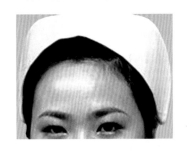 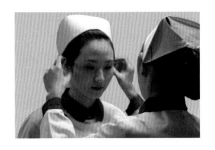

图2-1 修眉画眉　　　　　　　图2-2 修整妆容

（9）修整妆容 检查妆容与发饰、服饰等是否协调一致（图2-2）。

3. 简易化妆法 基本流程是：洁肤－润肤－涂粉底－画眉－眼部化妆（主要画眼线、涂睫毛）－涂唇膏－修整妆容，一般几分钟即可完成，省时方便。

第二节　表情礼仪

表情是人的面部情态，是一种无声的语言，它超越了地域文化的界限，几乎可以在世界上任何地区、任何人群中通用。现代心理学家总结过一个公式：感情的表达＝语言（7%）＋声音（38%）＋表情（55%），可见表情在人与人之间的沟通上占有相当重要的位置。构成表情的主要因素是眼语和笑容。

一、眼语

眼睛是心灵的窗户，它最明显、自然、准确地展示自身的心理活动，其感觉一般占人类总体感觉的70%左右，几乎可以反映出人内心的一切情绪波澜。人们在日常生活中借助于眼睛所传递的信息，称为眼语。

❖知识链接

泰戈尔曾指出："一旦学会了眼睛的语言，表情的变化将是无穷无尽的。"

（一）眼语的构成

眼语的构成一般涉及时间、角度、部位、方式、变化五个方面。其中，时间指交往双方相互注视时间的长短；角度指目光发出的方向；部位指在人际交往中目光所及之处；方式指在社交场合中注视他人的方式；变化指在人际交往中，注视对方时眼皮的开合、瞳孔的变化、眼球的转动、视线的交流等等。

（二）眼语的应用

1. **时间** 注视对方时间的长短，往往十分重要。在交谈中，听的一方通常应多注意说的一方。

（1）表示友好 若要对对方表示友好，则注视对方的时间应占全部相处时间的三分之一左右。

（2）表示重视 若要对对方表示关注，比如听报告、请教问题时，则注视对方的时间占全部相处时间的三分之二左右。

（3）表示轻视 若注视对方的时间不到相处全部时间的三分之一，往往意味着瞧不起对方或不感兴趣。

（4）表示敌意或兴趣 若注视对方的时间超过全部相处时间的三分之二以上，表示对对方抱有敌意，或是为了寻衅滋事。此种现象还有另一种情况，即对对方本人发生了兴趣。

2. **角度** 在注视他人时，目光的角度，是事关与交往对象亲疏远近的一大问题。

（1）平视 即视线呈水平状态，也称为正视。一般适用于在普通场合与身份、地位平等的人进行交往。

（2）侧视 是平视的一种特殊情况，即位居交往对象一侧，面向对方，平看对方。它的关键在于面向对方，否则即为斜视对方，那是很失礼的。

（3）仰视 即主动居于低处，抬头向上注视他人。它表示尊重、敬畏之意，适用于晚辈对长辈注视时。

（4）俯视 即低头向下注视他人，一般用于身居高处之时。它可对晚辈表示宽容、怜爱，也可对他人表示轻蔑、歧视。

3. **部位** 在一般情况下，当与他人相处时，不宜注视其头顶、大腿、脚部与手部，或是"目中无人"。对异性而言，通常不应注视其肩部以下，尤其是不应注视其胸部、裆部、腿部。允许注视的常规部位有：

（1）额头 注视对方额头，表示严肃、认真、公事公办，称为公务型注视，适用于较为正规的公务活动。

（2）眼睛至唇部 注视这一区域，是社交场合面对交往对象所用的常规方法，因此也称为社交型注视。

（3）眼部至胸部 注视这一区域，表示亲近、友善，多用于关系密切的男女之间，故称为近亲密型注视。

（4）眼睛到裆部 它适用于注视相距较远的熟人，亦表示亲近、友善，但不适用于关系普通的异性，故称远亲密型注视。

（5）任意部位 对他人身上的某一部位随意一瞥视。可表示注意，也可表示敌意，它称为随意型注视，多用于在公共场合注视陌生人，但最好慎用。通常它也称为瞥视。

4. **方式** 在社交场合注视他人可以有多种方式。常见的有直视、凝视、盯视、虚视、扫视、睨视、眯视、环视、他视等。

（1）直视 即直接注视交往对象，表示认真、尊重，适用于各种情况。若直视他人双眼，则称为对视。对视表明自己大方、坦诚，或是关注对方。

（2）凝视 它是直视的一种特殊情况，即全神贯注地进行注视。用以表示专注、恭敬。

（3）盯视 即目不转睛，长时间的凝视某人的某一部位，表示出神或挑衅，故不宜多用。

（4）虚视 它是相对于凝视而言的一种直视，其特点是目光不聚焦于某处，眼神不集中。它多表示胆怯、疑虑、走神、疲乏，或是失意、无聊。

（5）扫视 即视线移来移去，注视时上下左右反复打量。它表示好奇、吃惊。也不可多用，尤其对异性禁用。

（6）睨视 又叫瞥视，即斜着眼睛注视。多表示怀疑、轻视，一般应忌用。与初识之人交往时，尤其应当忌用。

（7）眯视 即眯着眼睛注视。它表示惊奇、看不清楚。此种方式不美观，故也不宜采用。

（8）环视 即有规律地注视不同的人员或事物。它表示认真、重视。适用于同时与多人打交道，表示自己"一视同仁"。

（9）他视 即与某人交往时不注视对方，反而望着别处。它表示胆怯、害羞、心虚、生气、无聊或没兴趣。它给人的感觉往往是不太友好，甚至会被理解为厌烦、拒绝。

5. **变化** 在人际交往中，目光、视线、眼神都是时刻变化的。

（1）眼皮的开合 人的内心情绪变化会使其眼睛周围的肌肉进行运动，从而使其眼皮的开合也产生改变。例如，瞪眼、眯眼、闭眼等等。瞪大双眼，表示愤怒、惊愕；睁圆双眼，则表示疑惑、不满。眼皮眨动一般每分钟5~8次，若过快表示活跃、思索，过慢则表示轻蔑、厌恶。有时，眨眼还可表示调皮或不解。

（2）瞳孔的变化 瞳孔的变化往往也不由自主地反映着人们的内心世界。平时，它变化不多。若突然变大，发出光芒，目光炯炯有神时，表示惊奇、喜悦、感兴趣；若突然缩小，双目黯然无光，即无所谓；双目无神时，表示伤感、厌恶、毫无兴趣。

（3）眼球的转动 若眼球反复转动，表示在转动心思。若悄然挤动，则表示向人暗示。

（4）视线的交流 在人际交往中，与他人交流视线，常可表示特殊含义。其一可表示爱憎；其二，可表示地位；其三，可表示补偿；其四，可表示威吓。它的具体做法，应因人、因事而异。

二、笑容

笑容是一种令人感觉愉快的、既悦己又悦人、发挥正面作用的表情。它是人际交往的一种轻松剂和润滑剂。利用笑容，人与人之间可以增加信任感、缩短彼此之间的心理距离、打破交际障碍，为深入地沟通与交往创造和谐、温馨的良好氛围。

◈ 知识链接

　　罗杰 E 艾克斯泰尔说："有一个世界通用的动作，它是一种表示，一种交流形式，它存在于所有的文化与国家中，人们不分国别，不分种族地使用它，并理解它的含义。它可以帮助你体现各种关系的人交往，不论是业务伙伴，还是朋友，它是人们交流中唯一最有用的形式，那就是微笑。"

（一）笑的种类

　　1. 含笑　是一种程度最浅的笑，它不出声、不露齿，仅是面含笑意，表示接受对方，待人友善。其适用范围较为广泛。

　　2. 微笑　微笑是一种程度较含笑为深的笑。它的特点是：嘴角部向上移动，略呈弧形，但牙齿不会外露。它是一种典型的自得其乐、充实满足、知心会意、表示友好的笑。是社交场合中最有吸引力、最有价值的面部表情。在人际交往中，其适用范围最广（图 2-3）。

　　3. 轻笑　在笑的程度上较微笑为深。它的主要特点是：嘴巴微微张开一些，上齿显露在外，不过仍然不发出声响。它表示欣喜、愉快，多用于会见亲友、向熟人打招呼，或是遇上喜庆之事的时候（图 2-4）。

　　4. 浅笑　是一种特殊的轻笑。与轻笑稍有不同的是，浅笑表现为笑时抿嘴，下唇大多被含于上牙齿之中。它多见于年轻女性表示害羞之时，通常俗称为抿嘴而笑。

　　5. 大笑　是一种在笑的程度上由较浅笑为深的笑。其特点是：嘴巴大张，呈现为弧形；上下齿都暴露在外，并且张开；口中发出"哈哈哈"的笑声，但肢体、动作不多。它多见于欣逢开心时刻，尽情欢乐，或是高兴万分。

　　6. 狂笑　是一种在程度上最高、最深的笑。它的特点是：嘴巴张开，牙齿全部露出，上下齿分开，笑声连续不断，肢体动作很大，往往笑得前仰后合，手舞足蹈，泪水直流，上气不接下气。它出现于极度快乐、纵情大笑之时。

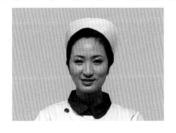

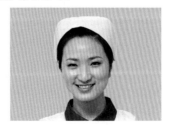

图 2-3　微笑　　　　　　　　　　　　图 2-4　轻笑

（二）笑的方法

不同的笑容，来自不同的方法。笑的共性在于，面露喜悦之色，表情轻松愉快。笑的个性则在于：具体的眉部、唇部、牙部、声音彼此之间的动作、配合往往不尽相同。以微笑为例，它的具体做法大致上可分为四点：

1. 额部肌肉收缩，使眉位提高，眉毛略微弯曲成弯月形。

2. 两侧面颊上的肌肉收缩，并稍微向上拉伸，使面部肌肤看上去出现笑意。

3. 唇部肌肉进行配合，唇形稍微弯曲，嘴角稍稍上提，双唇轻闭，不露牙齿。

4. 自觉地控制发声系统，不发出笑声。

（三）笑的注意事项

笑的时候应注意以下几个方面：

1. **声情并茂** 笑的时候，应当做到表里如一，令笑容与自己的举止、谈吐相辅相成，锦上添花。切勿脸上挂笑，出言不逊，举止粗鲁；或是语言高雅，举止得体，却面无笑容。这两种情况都会使自己的态度受到怀疑。

2. **气质优雅** 会笑的人，不仅要讲究笑的适时、尽兴，而且要讲究笑时要精神饱满，气质典雅。真正的笑，应当发自内心，所以它非常自然地反映着人们的文化修养和精神追求。倘若笑的时候粗心大意，随心所欲，表现得粗俗、放肆，实属自毁个人形象。

3. **表现和谐** 笑，从直观上看，实际上是人们的眉、眼、鼻、口、齿以及面部肌肉和声音所进行的协调行动。因此，在笑的时候，要使各个部位运动到位和谐。

（四）笑的禁忌

在正式场合笑的时候，应禁忌如下举止和表现：

1. **假笑** 指笑得虚假，皮笑肉不笑。它有悖于笑的真实性原则，毫无价值可言。

2. **冷笑** 是含有怒意、讽刺、不满、无可奈何、不以为然等意味地笑。这种笑，非常容易使人产生敌意。

3. **怪笑** 指笑得怪里怪气，令人心里发麻。它多含有恐吓、嘲讽之意，令人十分反感。

4. **媚笑** 指有意讨好别人的笑。它并非发自内心，有一定的功利性目的。

5. **怯笑** 指害羞或怯场的笑。例如，笑的时候，以手掌遮掩口部，不敢与他人交流视线，甚至会面红耳赤，语无伦次。

6. **窃笑** 指偷偷地笑。多表示洋洋自得、幸灾乐祸或看他人笑话。

7. **狞笑** 指笑时面容凶恶。多表示愤怒、惊恐、吓唬他人。此种笑容毫无美感可言。

第三节　护士仪表礼仪

一、护士仪容礼仪

在仪容上注意修饰自己，既是尊重自己、热爱生活的表现，同时也是尊重他人的基本要求。护理服务遵循"以人为本"、"关爱生命"的理念，为护理服务对象提供生理、心理、社会和精神的呵护，护理的艺术也非常需要依靠护士的职业形象去体现。因此，护士的仪容在塑造护理人员整体美、为患者提供优质服务方面具有重要作用。保持良好的仪容，是护士维护自身形象和护理职业形象美的关键。

（一）护士头部修饰

每个人应依照自己的审美习惯、工作性质和自身特点，对自己的头发进行清洁、修剪、保养和美化。护士的头发修饰更是展现护士优雅气质、突出职业魅力的形式之一。

护士的工作发式，除了遵循基本的美发规则外，还应体现护士的职业特点。护士帽，是护理职业的象征，所以护士的工作发式应与护士帽相协调，与护士角色相适应，其总体要求是整洁、简练、明快、方便、自然，既方便护士进行各种护理操作，又体现护士庄重、严谨的风格和奉公敬业、救死扶伤、朴实高雅的职业精神。

1. 佩戴燕帽时的发式要求　佩戴护士燕帽时，护士不能长发披肩。如果是长发，要盘起或戴网罩，头发前不过眉，侧不过耳，后不过领。短发也不要超过耳下3cm，否则也要盘起或使用网罩。燕帽要戴正戴稳，距发髻4~5cm，发夹固定于帽后，发卡不得显露于帽的正面，最好用白色发夹或选择与燕帽同色的发夹。切忌前额头发（特别是卷发）高于燕帽，甚至看不到燕帽的正面，更不要佩戴夸张的头饰（图2-5、图2-6）。

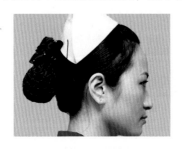
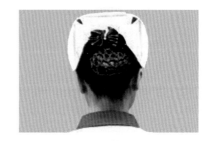

图2-5　侧面发髻（侧不过耳）　　　　图2-6　背面发髻（后不过领）

2. 特殊科室护士的发式要求　在手术室、传染病房、烧伤病房、ICU等特殊科室工作的护士，要求佩戴圆帽，目的是为了无菌技术操作和保护性隔离。所以，头发要全部遮在帽子里面，不露发髻，前不遮眉，后不外露，不带头饰；帽缝要放在后面，边缘要平整，帽顶饱满。男护士不准剃光头，也不准留长发或梳小辫（图2-7、图2-8）。

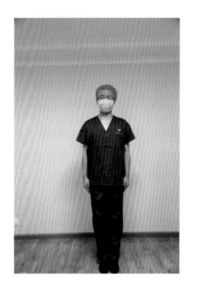
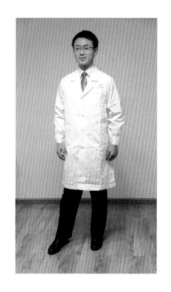

图2-7　戴圆帽发式要求　　　　　　图2-8　男护士发式要求

（二）护士面部修饰

"三分容貌，七分化妆"，成功的化妆是展示良好职业形象的关键手段。化妆是一门综合艺术，有着一定的方法和步骤，需要遵循一定的原则和礼仪规范。

在人际交往中，进行适当的化妆是必要的。这既是自尊的表现，也意味着对交往对象的重视。护士在工作岗位上也应该化妆，不仅维护护士的自身形象，同时也是对患者的尊重，体现护士对工作的认真和爱岗敬业的精神。在工作岗位上，护士化妆需要注意两个方面，一是要掌握原则，二是要注意禁忌（图2-9、图2-10）。

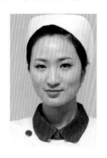
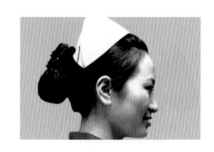

图2-9　整体妆容的正面　　　　　　图2-10　整体妆容的侧面

1. 化妆的原则

（1）美观　化妆，意在使人变得更加美丽，因此，在化妆时要注意适度矫正、修饰得当，使人在化妆后避短藏拙。在化妆时不要自行其是，任意发挥，寻求新奇，有意无意将自己老化、丑化、怪异化。

（2）自然　通常化妆既要求美化、生动、具有生命力，更要求真实、自然、天衣无缝。化妆的最高境界是："浑然天成"、"自然而然"。即没有人工美化的痕迹，而好似天然如此的美丽。

（3）得体　化妆要讲究个性和注意场合，比方说，工作时化妆宜淡，社交时化妆可稍浓，香水不宜涂在衣服上和容易出汗的地方，口红与指甲油最好为同一色系，等等。

（4）协调　高水平的化妆，强调的是其整体效果。所以在化妆时，应努力使妆面协调，服装协调、场合协调，以体现出自己慧眼独具，品位不俗的气质。

2. 化妆的禁忌

（1）勿当众化妆　化妆，应事先做好，或是在专用的化妆间进行，若当众化妆，则有卖弄表演或吸引异性之嫌。

（2）勿在异性或患者面前化妆　聪明的人绝不会在异性面前化妆，护士则忌在患者面前化妆。对关系亲密者而言，那样做会使其发现自己本来的面目；对关系普通者而言，那样做则有"以色事人"之嫌。无论如何，它都会使自己形象失色。

（3）勿化浓妆　有人将自己的妆画得过浓、过重、香气四溢。这种"过量"的化妆，就是对他人的妨碍。

（4）勿使妆面出现残缺　若妆面出现残缺，应及时避人补妆，若置之不理，会让人觉得自己低俗、懒惰。

（5）勿借用他人的化妆品　借用他人的化妆品不卫生，故应避免。

（6）勿评论他人的化妆　化妆系他人之事，所以，对他人化妆不应自以为是的加以评论或非议。

二、护士表情礼仪

表情与神态往往相关联。表情泛指一个人面部所呈现出来的具体形态。护士在护理工作中对待任何服务对象，皆应友好相待。所谓"笑迎八方来客，广交四海朋友"，其实就是要求护士在服务中要有友好的表情神态，同时护士在护理工作中，既要使本人的表情表现出神态谦恭、友好，又要体现出真心、发乎诚意。无论采用何种表情神态，护士都要切记使之与现场的氛围与实际需要相符合，比如，当我们的患者极度痛苦时，却以笑脸相迎，肯定会得到对方不良反馈。

（一）护士职业的眼语

眼睛是心灵的窗户，目光是面部表情的核心，在人际交往中，目光是最清楚、最准确的信号。患者眼睛中的喜怒哀乐，我们目光中的关心理解，可以在目光中真实的流露，自然的交流。护士在工作中，要善于用眼语表达理解和爱心（图2-11、图2-12）。

1. 注视部位　护士在临床工作中，可以注视对方常规的身体部位有以下四种：

（1）面部　在护理工作中注视对方的面部是最为常用的。与服务对象较长时间交谈时，可以将对方的整个面部视为注视区域。但不要聚焦于一处，应以散点柔视为宜。

（2）双眼　既要表示自己对对方全神贯注，又可表示对对方所说的话正在倾听。问候对方、听取诉说、征求意见、强调要点、表示诚意、与人道别，皆应注视对方双眼。但是不宜注视过久，否则双方都会感到尴尬。

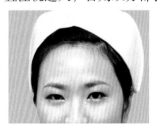
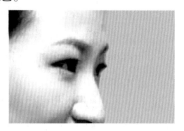

图 2-11　护士的眼语正面　　　　　图 2-12　护士的眼语侧面

（3）全身　在站立服务时多用。同服务对象相距较远时，护士一般应当以对方的全身为注视点。

（4）局部　护士在工作之中，往往会因为实际需要，而对对方的身体某一部位多加注视。例如，在递接物品时应注视对方手部。不要随意去打量服务对象的头顶、胸部、腹部、臀部或大腿，这都是失礼的表现。

2. 禁忌眼语

（1）漂浮不定　眼神不集中，东张西望，表现疲惫、心不在焉。

（2）睨视、斜视　可表现出轻浮或鄙夷，会使人产生被瞧不起而受辱的感觉。

（3）视而不见　护士在巡视病房时，对患者求助的目光、对输完液的空瓶视而不见，会使患者觉得你不负责任。但如果查房时，用关切的目光环视病房不同的人员和物，看在眼里记在心里，立即动手帮助去做，再配合以适度的问候，自然会让患者感到护士的认真负责，对护士产生信任感。

（4）操作时视线不集中　在操作部位视线不集中会使患者认为护士精力不集中而感到不可信任，其自身安全受到威胁。

（5）眯视　可表示为鄙视、轻视、仇恨，有时也可理解为调情、挑逗。

（6）眼睛始终不看患者　表现对他（她）毫不在乎，对话题没兴趣，可以让人觉得护士很傲慢、无知、不友好、厌倦、拒绝与他（她）交往，会让对方的自尊心受到伤害，因此对护士失去信任。

（7）目光躲闪、不敢正视　会被认为心虚、不诚实，易让人怀疑护士的可信程度。

（8）将目光移来移去，上下左右反复打量　可表示好奇、吃惊，会让患者产生疑虑、不快。

（9）目不转睛　对异性患者连续注视时间不宜超过 10 秒，长时间盯视是失礼的。

（10）目光凝聚在对方某个部位　可能会使对方怀疑自己该部分出现什么问题，而陷入静态窘态。

（二）护士职业的微笑

作为护士这个神圣的职业，人们常比喻为"白衣天使"。天使是一种美好、圣洁、施爱的象征。一种微笑、一份关怀太简单，但需要护士每天重复做，护士职业比其他行业更应该懂得施爱和微笑，更应该懂得微笑在患者身上能产生的奇迹般的效果。但有些场合，微笑并不适用。比如在危重患者抢救现场、在临终患者床边、在对死亡患者家属抚慰，因为那种沉重的情境与微笑绝对不是和谐相融的。会让人认为缺少道德、没有同情心，甚至遭到斥责和痛恨。

1. 微笑的练习　微笑需要经过一定的练习。可以对着镜子展示各样微笑，寻找自己最自然、最美好的笑容，久而久之，定格在脸上，就会变成习惯性的微笑了。微笑的基本做法是不发声，露齿 4~8 颗，肌肉放松，嘴角两端向上略微抬起，面含笑意，使人如沐春风。练习微笑首先要求微笑发自内心，无任何做作之态，只有笑的真诚、亲切、自然，才能使人感到轻松愉快。

（1）练习嘴角上翘　在练习时，为使双颊肌肉向上抬，口里可念着普通话的"一"字音（如图 2-13）。

（2）练习眼中含笑　如果一个人的嘴角上翘时，眼睛仍是冷冰冰的，就会给人虚假的感觉。眼中含笑的训练方法是：取厚纸一张，遮住眼睛下边部位，对着镜子，心里想着那些最让人高兴的事情使笑肌抬升收缩鼓起双颊，嘴角两端做微笑的口型。这时你的双眼就会十分自然地呈现出自然的表情了。然后再放松面孔，眼睛恢复原样，但目光仍旧脉脉含笑（如图 2-14）。

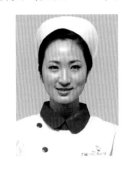

图 2-13　练习嘴角上翘

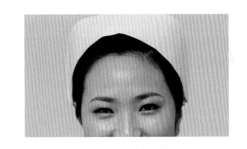

图 2-14　练习眼中含笑

实践一　护士仪容礼仪实践训练

一、实践目标

熟练掌握化妆的基本步骤。
学会化淡妆上岗。

二、实践准备

1. 用物准备
（1）场地　实验室或教室。
（2）用物　洁面乳、化妆水、乳液、粉底液、粉饼、眼线液（眼线笔）、眼影、睫毛膏、眉钳、眉笔、口红、腮红。

2. **环境准备** 整洁、安静、温度适宜。

3. **护生准备**

（1）护生应衣帽整洁，举止得体，符合护士行为规范要求。

（2）熟悉本节课的内容、要求、目的。

（3）根据案例情景，认识护士面部修饰的必要性，熟悉化妆的原则与禁忌。

4. **案例准备**

在某医院一儿科病房，一位护士浓妆艳抹，化着浓黑的眼影、涂着夸张的腮红、抹着艳红的嘴唇、留着长长的指甲……走到一位小朋友面前，小朋友立即吓得哇哇大哭，直喊到"狼外婆来了……"那位护士顿时尴尬得无地自容。

三、实践过程

1. **范例讲解** 教师首先对范例内容进行分析讲解，得体的化妆会使患者感到亲切，夸张的化妆则会使患者感到反感，甚至恐惧。根据护士的职业特点，护士工作妆应为淡妆，目的是体现自然柔和、得体大方的职业风貌，展示护士对工作的认真和爱岗敬业的精神，激发患者对美好事物的追求和恢复健康的欲望。

2. **基本化妆程序** 洁面、护肤；涂粉底；定妆；修眉、描眉；涂眼影、画眼线、刷睫毛；晕染腮红；画唇；修整妆容。

（1）洁面护肤 用温水洗净脸部和颈部的污物并擦干，用化妆棉蘸取化妆水或爽肤水轻轻拍打脸部及颈部，再轻抹一层护肤液或面霜。

（2）涂粉底 是以调整肤色和脸型，使皮肤具有平滑、细腻的质感，并能减轻外界环境刺激和其他化妆品的影响为目的的一种基础化妆。通常选用与自己肤色接近的粉底液或粉饼，用海绵从内到外、由上而下细致涂抹，做到厚薄均匀，切勿忘记脖颈部位，只有这样才不会使面部和颈部"泾渭分明"。

（3）修眉、描眉 描眉前应根据自己的年龄、性别、眉型和脸型对眉毛进行适当修饰，用眉钳拔除那些杂乱无序的眉毛，然后再描眉。眉毛化妆的关键是要选好眉头、眉峰和眉梢，眉头在内眼角上方偏里侧一些；眉峰在眉梢至眉头的1/3处；眉梢在鼻翼与外眼角的延长线上。把三点连接起来，就描画出一个完整的眉毛。要求逐根眉毛进行细描，切忌一画而过，一般做到两头淡、中间浓，最后用眉刷轻刷双眉，使眉毛显得自然。

（4）涂眼影、画眼线、刷睫毛 化工作妆时眼影最好选用浅咖啡色眼影，注意由浅而深，施出眼影的层次感。上睫毛膏时，眼睛稍稍向下看。眼线可以修饰眼形，渲染眼睛魅力，强调眼睛立体感。一般上眼线看上去要稍长一些，这样会使双眼显得大而充满活力。刷上睫毛时，横拿睫毛刷，刷下睫毛时，则将睫毛刷直拿，利用前端，刷下睫毛。护士的工作妆可以不涂抹睫毛膏。

（5）晕染腮红 即在面颊部涂上适当的胭脂，使面颊更加红润，轮廓更加优美，并显示出健康与活力。胭脂的颜色应于眼影、口红属于同一色系，以体现妆面的和谐之美。涂抹的基点是人在发笑时脸部肌肉隆起处，沿这个基点，稍往上向四周抹开，涂的范围高不过眉，低不过嘴角，长不到眼长的一半，以使腮红和面部肤色自然过渡。

（6）画唇线、涂口红　"眼取其神，唇取其色"。唇部是面部最灵活的部分，是个性魅力和风采的突出特征。先用唇线笔勾画出理想的唇型轮廓，然后涂口红。口红颜色应与服装的颜色搭配协调。护士工作妆的口红以浅色、透明色、鲜艳度低的颜色为佳，以显示出护士健康红润的气色即可，其中唇部较干燥的人在涂口红之前先涂滋润型唇膏。涂完口红后，用纸巾吸去多余的口红，并细心检查牙齿上有无口红的痕迹。

（7）修整妆容　所有程序完成后对整体妆容进行检查和修补，注意检查左右面部妆容是否对称、过渡是否自然、整体与局部是否协调，从而使化妆效果更加完美。

四、注意事项

1. 注意护士工作妆应遵循淡雅自然、协调得体、扬长避短的原则。
2. 注意工作妆应以清新、自然为特点，不可有过度上妆的痕迹。

五、实践评价

护生在训练过程中是否按要求全部完成，洁面是否彻底，涂粉底是否均匀，妆面是否自然，整体是否协调。

实践二　护士表情礼仪实践训练

一、实践目标

熟练掌握微笑的练习方法。
学会选择适宜的环境和场合微笑。

二、实践准备

1. 用物准备
（1）场地　实验室或教室。
（2）道具　镜子。
2. 环境准备　整洁、安静、温度适宜。
3. 护生准备
（1）护生应衣帽整洁，举止得体，符合护士行为规范要求。
（2）熟悉本节课的内容、要求、目的。
（3）根据案例情景，认识护士表情礼仪的重要性。
4. 案例准备
一位老人因腹痛在某医院消化内科办理入院手续，由于老人讲地方方言，护士听不懂，就屡屡朝老人翻白眼，圆目怒睁，讥笑老人，并口不择言道：这个老东西，不知道叽里呱啦讲些什么东西！老人听到后，气得病情加重，差点休克。

三、实践过程

1. 范例讲解　教师首先对范例内容进行分析讲解，护理工作作为一种特殊的服务行业，有其特定的表情神态，好的表情神态给人春风拂面的感觉，差的表情神态会令人心生厌恶。因此，护士在工作中要努力使自己的表情向服务对象呈现出热情、友好、轻松、自然、真诚的情感。

2. 微笑训练

（1）情绪记忆法　即将自己在生活中最高兴的事件中的情绪储存在记忆中，当需要微笑时，可以想起那件最令你兴奋的事件，脸上就会流露出笑容。注意训练微笑时，要使双颊肌肉用力向上抬，口里可念着普通话的"一"字音，用力抬高口角两端，注意下唇不要过分用力。

（2）对着镜子，做最使自己满意的表情，到离开镜子时也不要改变它。

（3）如果一个人的嘴角上翘时，眼睛仍是冷冰冰的，就会给人虚假的感觉。眼中含笑的训练方法是：取厚纸一张，遮住眼睛下边部位，对着镜子，心里想着那些最让人高兴的事情使笑肌抬升收缩鼓起双颊，嘴角两端做微笑的口型，这时，你的双眼就会十分自然地呈现出自然的表情了，然后再放松面孔，眼睛恢复原样，但目光仍旧脉脉含笑，这时就是眼中含笑。

四、注意事项

1. 注意环境和场合。
2. 注意微笑时要真诚、自信、有礼貌。
3. 注意微笑的前提是克制自己的不良情绪。

五、实践评价

护生在训练过程中是否按要求全部完成，微笑时是否做到口到、眼到、神色到，是否在合适的环境和场合进行，是否使患者在精神上和心灵上得到满足。

同步训练

1. 下列哪项不符合面部化妆的原则（　　）
　　A. 化妆要提倡自然　　　　　　　　　　B. 化妆要协调
　　C. 化妆结束前要检查　　　　　　　　　D. 在公众场合化妆
　　E. 化妆要卫生
2. 化妆的三要素（　　）
　　A. 眼睛、眉毛、嘴唇　　　　　　　　　B. 眼睛、面部、嘴唇
　　C. 眼睛、肤色、嘴唇　　　　　　　　　D. 面部、眉毛、肤色

E. 面部、肤色、嘴唇

3. 化妆的注意事项描述错误的是（　　　）

    A. 带妆时间不宜过长

    B. 晚上临睡之前必须卸妆

    C. 面部皮肤起疹或有破溃时，不宜化妆

    D. 口红可以代替腮红使用于面部

    E. 化妆品及化妆用品应专人使用，不可公共使用

4. 下列适合微笑的环境和场合是（　　　）

    A. 给患者介绍医院规章制度时　　　　B. 危重患者抢救现场

    C. 临终患者床边　　　　　　　　　　D. 在对死亡患者家属抚慰时

    E. 极度疼痛患者面前

5. 下列不属于笑的禁忌是（　　　）

    A. 假笑、冷笑、怪笑　　　　　　　　B. 媚笑、怯笑、窃笑

    C. 狞笑、讥笑、嘲笑　　　　　　　　D. 真诚的笑、礼貌的笑

    E. 微笑、傻笑、冷笑

参考答案

1. D　　2. B　　3. D　　4. A　　5. D

第三章　护理服饰礼仪

 知识要点

掌握：护士服饰礼仪的基本原则、要求，着装的注意事项。

熟悉：不同场合的着装、饰品礼仪。

了解：着装的基本原则。

第一节　着装礼仪

在人际交往中，着装被视为审美的一个重要方面。得体的穿着如同一张设计精美的名片，透射出个人独特的魅力。因此，了解一些着装的基本知识是非常必要的。

一、着装的基本原则

着装，指服装的穿着。它是一门技巧，更是一门艺术。从本质上讲，着装与穿衣是有一定区别的，穿衣往往所看重的是服装的实用性，着装则更多的是追求审美性。着装是一种基于自身的阅历、品位的基础上对服装进行的精心选择、搭配和组合，显现出独特优雅的审美情趣。每个人的着装，应根据自己的个性、爱好、情趣、体型等选择适当的服饰。一般情况下，着装应遵循以下原则：

（一）"T.P.O"原则

"T.P.O"原则是当今国际上公认的着装基本原则。所谓"T.P.O"，是英文"Time、Place、Object"三个单词的缩写字母。"T"指的是时间，泛指早晚、季节、时代等；"P"代表地点、场合、位置、职位；"O"代表目的、目标、对象。

1. "T"（Time）原则　指时间。即人的服饰打扮必须根据时间来确定。时间是一个较为宽泛的概念，既可以是时令、季节，也可以是一天中的早、中、晚。每年的每个季节，每天的每个时段，都要有实质性的变化。既要顺应时代的潮流和节奏，富有时代性，也要顺应温度的变化，合乎季节性，更要顺应光线的差异，符合时间性。

2. "P"（Place）原则　指地点、环境、场所、职位等，服饰打扮应和所处的场合相协调。场合大到一个国家、地区，因其所处地理位置、开放程度、文化背景、风俗习惯不同，着装也不同。小到一个单位一个工作场景，因其所属的性质不同，着装也就相应的各具特色。

3. "O"（Object）原则　指目的、目标、对象等，一个着装得体的人和着装随便的人相比，在交往或交际过程中成功的几率要大得多。因为在对方的眼中，你的形象不仅仅是你个人，也代表国家、单位的形象。

 课堂互动

请同学们说出 T. P. O 原则在生活中的体现。

（二）适宜性原则

1. **与年龄相适宜**　爱美之心人皆有之，不同年龄的人有不同的着装要求。青少年衣着应遵循"清水出芙蓉，天然去雕饰"的原则，以自然、质朴为基点，表现出热情、健康、纯朴的青春美。中年人的着装要注重庄重大方、成熟雅致，体现出干练、稳重、冷静的气质。中年女性可表现为成熟的风韵和性格特点，男性则可表现阳刚和成熟干练的特点。老年人可应用服装的色彩来掩饰倦怠之相，如选择明亮度稍暗的砖红色、驼色、海蓝色、墨绿色等，显现出虽历经沧桑但不失淡定从容的优雅气质。

2. **与肤色相适宜**　人的肤色会随着所穿衣服的色彩发生微妙或明显的变化。可以通过该服装的选择达到和服饰相得益彰的效果。中国人是黄种人，中国人的审美观点认为健美的肤色应是白里透红、润泽光亮、富有弹性，这种肤色的人，对服装的选择面较宽，色彩不论明暗、深浅都适合。肤色偏黑的人避免穿过于深暗的服装，应选择浅而明亮的色调，如浅黄、浅粉、月白等色彩，这样可衬托出肤色的明亮感。肤色偏黄的人，应避免黄、土黄、紫、青黑、朱红色等服装，应选择蓝色或浅蓝色上衣，使偏黄的肤色衬托得娇美洁白。面色苍白、发青者，则不宜穿粉红、浅绿、嫩黄等娇艳色彩的服装，以免呈病态色。白色对于各种肤色的人都较为合适。

3. **与体型相适宜**　拥有一个理想的身材是每个人的梦想，事实上大多数人的体型总有不完美的部分，或高或矮、或胖或瘦、或短腿、或宽臀等，这些差异和缺陷，要求人们在着装时特别注意服装色彩、款式和体型的协调。身材偏高且瘦者，应选择线条流畅的服装，不宜选择竖条纹的面料图案或者窄小、紧身的衣服，避免使用黑色、暗色，不宜裸露太多，以免给人以不协调、体弱多病的感觉。若高且胖，则宜穿长裙，裤子不宜太长，衣服的面料不要太厚和太挺，也不能太薄，以适中为好。身材偏矮者可用垂直线条增加身高，避免使用更显矮的水平线条、宽折边和方正的肩，选用单色组合，避免使用对比色的腰带和衣裤（裙）来分割身体的高度，黑色和藏青色会使人显得苗条。

4. **与职业相适宜**　不同的职业有不同的服装要求，衣着要体现自己的职业特点，不能不加修饰，也不能过分花哨。特别是工作时的着装，更应体现出职业服装的实用性、象征性和审美性的特征。职业女性衣着的首要条件是"整洁"，如公关工作者修饰需优雅、大方、考究；医务工作者修饰需朴素、典雅、稳重。在公司、单位上班的女士，一般应穿灰色、蓝色或其他庄重色彩的套裙，这样会使自己显得更精明强干，有助于提高威信。如果要显得平易近人，则可选择色彩柔和一点的衣裙。办公室工作的同志不应穿过于休闲的运动服或牛仔装。

5. 与个性相适宜　正如世间每一片树叶都不会完全相同一样，每个人都有自己的个性。穿衣也要有个性，要穿出自己的特色来，即所谓"见其装而知其人"。服装是外在的，但从一个人的服装打扮也能看出他的好恶取舍、性格特征和个人品位。无论是色彩的选择，还是风格的确定，应当根据个人的性格、年龄、身材、从事的职业、个人的爱好等特点而"量体裁衣"，从个性化中凸显个人的魅力。同时兼顾共性，关注自己扮演的社会和家庭的双重角色。在条件允许的情况下，着装在某些方面应当与众不同，但如果不遵守着装的其他原则，一味地讲求个性、讲求独特，奇装异服或衣冠不整的标新立异，不仅不会张扬个性的特点，反而会损害自身形象，给人留下不好的印象。

（三）配色原则

色彩是服装的语言符号，不同的色彩代表着不同的象征意义。服装色彩的搭配是一门学问，没有不美的色彩，只有不美的搭配。着装色彩搭配的和谐往往能产生强烈的美感，给人留下深刻的印象。选择适当的服装色彩，进行合理搭配，是美化着装的一个重要手段。

❖ 知识链接

你可能不知道的色彩效应

颜色的象征　黑色象征神秘、寂静而富有理性；白色象征纯洁、明亮、高雅；大红色象征富有激情、炽热、奔放、活跃；粉红色象征柔和、娇嫩、温存、热情；紫色象征高贵、华丽、稳重；橙色象征快乐、热情、活泼；黄色象征希望、明丽、轻快而富有朝气；褐色象征谦和、平静而亲切；绿色象征生命、新鲜、充满青春活力；深蓝色象征自信、沉静而平稳；浅蓝色象征纯洁、清爽、文静。

色彩的冷暖　暖色，给人以温暖、热烈、兴奋之感，如红、黄、橙色等称为暖色。冷色，给人以寒冷、抑制、平静之感，如蓝、黑、绿、白等色称为冷色。

彩的视觉效果　浅淡的明色给人以轻快、华丽的感觉；深沉的暗色给人以凝重、沉稳、质朴的感觉。浅色有扩张作用，使人显胖；深色有收缩作用，使人显得苗条。

1. 同色系搭配　根据色彩明暗度的不同来搭配，即把同一颜色按深浅不同进行搭配，造成一种统一、和谐的美感。但应注意深浅色的衔接不能太生硬，要尽量过渡自然，如浅灰色配深灰色、墨绿色配浅绿色、深红色配浅红色等。

2. **相近色搭配**　运用色谱上相邻近的颜色，如橙与黄、蓝和绿、白与灰的搭配等。相近搭配由于富于变化，色彩差异较大，服装更显活泼与动感。但搭配难度更大，讲究也更多，搭配不好会给人留下不和谐的感觉，故应用时要把握适当。

3. **对比色搭配**　用互相排斥的对比色来搭配，形成鲜明的反差，显示出鲜艳、活泼、明快的感觉。如红与绿、黄与蓝、黑与白等，但一定要在明暗度、鲜艳度上加以区别，以使对比鲜明而不刺眼，相映生辉，相映成趣，动感鲜明。

4. **主色调搭配**　首先确定整套服装的色彩基调，然后配以呼应法，即配色时在某些相关的部位刻意采用同一种色彩，使其互相呼应，产生美感。或者配以陪衬法，显示出一种生动、活泼和色彩美。最后配上点缀法，在同一色调的服装上点缀不同或相反色的袖边、领口、口袋或装饰等，起到画龙点睛的作用。如穿西装男士的鞋与包同色，女士的帽与挎包同色等，这种呼应配色使人感到和谐又活泼。

二、不同场合的着装

日常交往中，人们常常面对三种场合，即公务、社交、休闲三大类。在这三类不同的场合，着装的款式应各有不同。原则上讲，公务场合、社交场合属于正式场合，总体要求应该是正规、讲究。休闲场合则属于非正式场合，总体要求是随意、自在。

1. **公务场合**　是人们的工作地点。如工作场所、各种正式会议、商务谈判地点等。公务场合的着装基本要求是：庄重、大方、传统，高雅却不"招人耳目"，要避免穿一些经常需要整理的服装。可选择制服、套装、套裙、工作服等，不宜穿牛仔装、运动装、沙滩装、家居装等。一般情况下，男士穿西装打领带，女士穿裙式套装。

2. **社交场合**　是人们交际活动的地点。在公共场合与熟人交往、共处的聚会、拜访、宴请、舞会、音乐会等等，都是典型的社交场合。社交场合的着装基本要求是：时尚、典雅、有个性，可选择时装、礼服、民族服装、比较个性化的服装等，不宜穿制服、工作服、牛仔装、运动装、沙滩装、家居装等。

3. **休闲场合**　是人们进行休闲活动的地点。除公务、社交之外，一人独处、居家、健身、旅游、娱乐、逛街等都属于休闲活动。休闲场合的着装基本要求是：舒适、方便、自然。可选择家居装、牛仔装、运动装、沙滩装等，不宜穿制服、套裙、套装、工作服、礼服、时装等。

三、着装的注意事项

（一）着装的规范

着装，不仅具有多重实用性功能，在正式场合，它还具有反映社会分工，体现地位、身份差异的社会性功能。因此，应注意着装的相关礼仪，遵循"整洁、文明、高雅"的规范，以最佳的形象展示自我。

1. 整洁　任何情况下，着装整洁都是每个人必须遵循的最基本的要求，包括：

（1）整齐　衣服应熨烫平整无皱，裤子要有挺直的裤线。

（2）洁净　所有衣服，都应勤于换洗，尤其要注意衣领、袖口做到无污渍、油迹及异味。

（3）完好　不能出现残破，或者扣子等配件不齐全等现象。

2. 文明　着装必须文明大方，符合社会传统道德、文化习俗和常规礼仪。在工作和社交等正式场合，着装更应"六忌"：

（1）忌太露　胸部、腹部、腋下、大腿，是公认的身着正装时不准外露的四大禁区。

（2）忌太透　倘若内衣、内裤甚至身体的敏感部位"透视"在外，令人一目了然，不但失礼，更有失检点，使人十分难堪。

（3）忌太短　在正式场合，不穿小背心、短裤、超短裙等过短的服装，裙装应长及膝盖，以免"捉襟见肘"，活动不便。

（4）忌太紧　为了展示自己的线条而穿过于紧身的服装，不利于健康，也容易使自己的内衣、内裤的轮廓隐约显现，很不雅观。

（5）忌太肥　太过肥大，会显得松松垮垮，无精打采。

（6）忌太随意　不符合服装约定俗成的要求。

3. 高雅　除遵循着装礼仪要求外，着装时还应该根据个人的体型、职业、情趣、爱好等特点选择服装，发挥服饰对一个人气场的"锦上添花"作用，让服装彰显个人特有的气质和魅力。

（二）着装的误区

很多情况下，人们也许已经注意到着装的修饰礼仪，但有时在不经意间就可能步入某些着装的误区：如不分场合，假日休闲时仍西装革履；新式西装与老式鞋或旅游鞋搭配成"西装球履"；职业女性在工作中把自己打扮得花枝招展或野味十足，低胸装、无袖装、肩带和衬裙外露等性感的服装在办公室穿；胡乱搭配，大衣穿在长外套外面；男士衬衫下摆露出裤外；细高跟鞋与牛仔裤搭配；色彩鲜艳的短袜与深色服装搭配；花上衣配花下装；体胖者穿横条、方格服装或超短裙；袜口露于裙摆之外面；穿着脱丝破洞的长筒袜等等。

第二节　饰品礼仪

饰品，是人们在着装的同时所选用或佩戴的装饰性物品。它对于人们的穿着打扮，起着辅助、烘托、陪衬、美化的作用。较之于服装，它更具有装饰、美化人体的功能。所以人们不仅将它视为服装的一个有机组成部分，更将它当做服装之中集聚他人视觉焦点、发挥画龙点睛作用的重要物件。在社交场合，饰品尤为引人注目，并发挥着一定的交际功能。

一、使用原则

在崇尚美的时代，饰品已成为人们整体风采的重要点缀，要让饰品与人的气质、容貌、发型、装饰浑然一体，必须遵循以下原则：

1. **数量原则**　以少为佳。必要时可以一件首饰也不佩戴，以免给人以过分炫耀、华而不实的庸俗感觉。若有意同时佩戴多种首饰，总量上应控制在三件以下。除耳环、手镯外，戴的同类首饰最好不超过一件。

2. **色彩原则**　力求同色。若同时佩戴两件或两件以上首饰，应使其色彩一致，戴镶嵌首饰时，应使其与主色调保持一致。

3. **质地原则**　争取同质。若同时佩戴两件或两件以上首饰，应使其质地相同。戴镶嵌首饰时，应使其被镶嵌物质地一致，托架也应力求一致。

4. **身份原则**　符合身份。选戴首饰时，要与自身的性别、年龄、职业、工作环境保持一致。在校学生最好不佩戴首饰，一般工作人员不宜佩戴大型、怪异饰物，成熟的中年女性应选戴货真价实的饰物。

5. **适宜原则**　因人而异。应重视自身的体型、脸型等特点，扬长避短。顺应季节变换，与季节吻合，春季衣服少可选细小简洁的饰品，秋季衣着宽大饰品可大而夸张些。

6. **习俗原则**　遵守习俗。不同地区、不同民族，佩戴首饰的习俗多有不同。对此一是要了解，二是要尊重。

 课堂互动

请同学们说出你所知道的饰品礼仪的具体体现。

二、佩戴方法

饰品的种类很多。不同饰品佩戴方法各异，且有不同的要求。

1. **戒指**　男女老少皆宜，是爱情的信物、富贵的象征、吉祥的标志。一般戴在左手上，且只戴一枚，佩戴多枚，就有过分炫耀之嫌了。如果想多戴，最多也只戴两枚，戴在同一只手两个相邻的手指上，或戴在两只手对应的手指上，一个手指不能戴多枚戒指。按照习俗和传统，在许多国家和地区，戒指是一种无声语言，暗示佩戴者的婚姻和择偶状况。拇指通常不戴戒指，戴在食指上，表示无偶、寻求恋爱对象或求婚的意思；戴在中指上，表示正在恋爱中；戴在无名指上，表示已经订婚或已经结婚；戴在小指上，则暗示自己是一位独身者。

2. **项链**　是富贵、平安的象征。通常佩戴项链不应多于一条，佩戴项链也并非是女士的专利，男士也可佩戴，但一般不应外露。项链的佩戴一般应注意整体形象和个性相适宜，与服装、个人颈部特征、年龄等相协调，使服装整体通过项链对颈部的装饰更展现出独特的艺术魅力。

3. **耳环**　又称耳饰，可分为耳环、耳链、耳钉、耳坠等，一般多为女性所用。在使用时，讲究成对，即每只耳朵上佩戴一只，不宜在一只耳朵上戴多只耳环。选戴耳环应注意与脸型、肤色、服装、发型等整体因素相协调。

4. **手镯**　佩戴于手腕上的环状饰物，可以只戴一只，也可以戴两只。戴一只时，通常戴于左手，戴两只时，可一只手戴一个，也可以都戴在左手上。一般不在一只手上戴多只手镯。

5. **脚链**　佩戴于脚踝部位的链状饰物。它是时下新兴的一种饰物，多为年轻的女性所青睐，主要适用于非正式场合。一般只戴一条脚链，左右脚不限。若穿袜子，应将脚链戴在袜子外面，以充分暴露，使"足上生辉"，意在强调脚腕、小腿等相关部位的长处，若此处无美可言，或是缺点较多，则切勿使用。

6. **胸针**　别在胸前的饰物，其图案以花卉为多，故又称胸花。多为女士所用，因为她们的西装不扎领带、不系丝巾就显得有些单调，胸花恰可补此不足。佩戴胸花的部位多有讲究，可以用于比较严肃的社交场合。穿西装时，应别在左侧领上；穿无领上衣时，则应别在左侧胸前，其高度为从上往下数的第一粒到第二粒纽扣之间。

第三节　护士服饰礼仪

护士服始于19世纪60年代，南丁格尔首创护士服时，以"清洁、整齐并利于清洗"为原则，样式虽有差别，却大同小异。20世纪初，护士服在我国开始出现。1928年第九届全国护士代表大会上后，我国护士服装得到统一。此后，中国护士会又严格规定了护士、护士生、护理员的服饰区分。

护理工作不仅是一门科学，还是一门艺术。护理独特的艺术美是通过护士的形象来实现的。随着医学、护理模式的转变，护理范畴已不仅仅局限于生物学范畴，护士的形象对患者的身心将产生直接或间接的影响，甚至影响到护理效果和质量。因此，护士服饰的礼仪，除了应遵守着装的基本原则外，还应体现出护理人员的职业特点。

一、护士服饰礼仪的基本原则

1. **符合身份**　护士职业服饰不仅是专业的特征，更可体现护士群体的精神风貌。护士服的设计充分考虑了护士所从事的职业和身份，适合护士的工作环境，并与工作职能相适应。护理人员上班在岗必须穿护士服，这是本行业工作的基本要求。护理人员身着醒目的护士服，不仅是对服务对象的尊重，而且便于服务对象辨认，同时也使护士有一种职业的自豪感、责任感和可信度，是敬业、乐业精神在服装上的具体表现。离开工作岗位后，不宜穿着工作服随意出现在公共场合，既是对工作服的不尊重，也容易造成病菌在人群中的播散。

2. **整齐清洁**　护士服应是整齐、清洁、平整、庄重、得体的，无污渍、血迹，衣扣要扣齐，长短适宜，腰部宽松，腰带平整，内衣领边、袖边、裙边不宜露在护士服外，给人以整体美的感觉。护士服不是劳动保护服，它的清洁和整齐代表着护理人员的尊严和责任，显示护士职业的特殊品质。统一规范的规格，体现了护理人员严格的纪律和严谨的工作作风。

3. 协调适宜　护士着装要讲究搭配协调统一，穿护士服要戴护士帽、穿护士鞋、衣、裤、裙、帽、鞋、袜等都要相互呼应，搭配适宜，体现简约端庄的风格。护士不宜留长指甲，在工作岗位上不宜戴墨镜，不宜涂指甲油，不宜佩戴饰品，以免影响工作，使患者产生不良看法。

二、护士服饰礼仪的具体要求

1. 护士帽　护士帽是护理人员的职业象征，它用无声的语言告诉服务对象："我是一名护士，我为您的健康服务。"护士帽有燕帽和筒帽两种。戴燕帽时，如是短发要求前不遮眉、后不及领、侧不掩耳；如是长发，则要梳理整齐用发卡或网罩加以固定盘于脑后，发饰素雅端庄。燕帽应平整无折并能挺立，系戴高低适中，戴正戴稳，距前发际4~5cm，用白色发卡固定于帽后，且发卡不能显露于帽子的正面，以低头和仰头时不脱落为宜。戴圆帽时，帽檐前不遮眉，后不露发际，将头发全部放在圆帽内，不戴头饰，缝封要放在后面，边缘要平整。

课堂互动

在校园里行走时候，护士服应该怎么处理；到医院见习时候，护士服应该怎么放？放在何处？

2. 护士服　护士服是艺术的创造，具有很强的感染力。国家卫生部设计的护士服多数是连衣裙式，给人以纯洁、轻盈、活泼、勤快的感觉。护士服以白色为主，也可根据不同科室的特点，选择不同的色彩和式样，如手术室、小儿科、传染科等可分别选用淡蓝色、淡粉色、米黄色等。式样要简洁美观、大方得体，便于操作活动自如，面料平挺、透气、不透明、易洗、易消毒（图3-1）。

护士服尺寸要合适，保持清洁平整，及时换洗。夏季穿工作裙时，宜穿浅色丝袜、文胸，裙摆不超过护士服。避免用胶布或别针代替衣扣，避免衣袋内塞满物品，避免同时穿着高领衣或深色内衣。长裤多为冬季着装。手术室、传染科等特殊科室的护士要穿长裤（图3-2）。男护士服则为白大衣或分体式工作服（图3-3）。

3. 口罩　护理操作中应该佩戴口罩。佩戴口罩应该完全遮盖口鼻，戴至鼻翼上。口罩系带高低松紧要适宜（图3-4）。

工作时口罩应注意及时戴上或取下，取下后应折叠好放在上衣口袋内。

口罩要经常清洗，保持洁净。一般情况下与人讲话时要摘下口罩，长时间戴口罩与人说话是不礼貌的。

4. 胸牌　穿护士服时应同时佩戴表明其姓名、职称、职务的工作牌，自觉地把工作牌端正地佩戴在左胸上方。这样既可以促使护理人员更积极、主动地为服务对象服务，认真约束自己的言行，也便于服务对象的辨认、问询、监督。

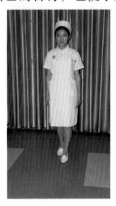

图 3-1　护士裙装

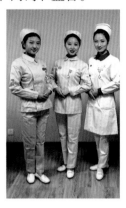

图 3-2　不同颜色的护士服

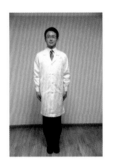

图 3-3　男护士服

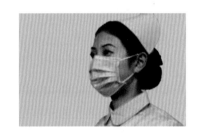

图 3-4　口罩

5. 护士表　护士表用于生命体征的测量、药物的使用、输液点滴速度的计算等。以挂表为佳，工作时应将挂表上的挂链用别针别好，佩戴在左胸，便于察看、计时。

6. 护士鞋袜　护士鞋以白色或乳白色平跟或小坡跟能防滑的为宜，经常清洗，不宜穿高跟鞋、响底鞋。护士袜以肉色或浅色为好，不宜穿着破口脱丝的袜子，袜口不宜露在裙摆或裤脚的外面（图 3-5）。

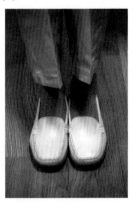

图 3-5　护士鞋袜

　　总之，护士在工作岗位上，不能佩戴饰品，如戒指、手链、手镯及各种耳坠，也不能过分装饰。在护理实践中，正确穿着护士服，符合职业礼仪，让患者产生美的共鸣，给患者以鼓舞和力量，促使其积极主动地配合工作，为完成各项护理工作任务打下良好的基础。

护士服饰礼仪实践训练

一、实践目标

熟练掌握各科室常见护士服的特点。
学会在护理工作中规范着装，并配合恰当的工作发式。

二、实践准备

（一）用物准备

1. 场地　教室或者实验室。
2. 道具　各科室的护士服、护士帽、护士口罩等。

（二）环境准备

整洁、安静、温度适宜。

（三）护生准备

1. 护生应准备好整洁的工作服，举止得体，符合护士工作规范。
2. 熟悉本节课的内容、要求、目的。
3. 课前分组，由教师设置不同的科室工作场景，让同学分角色扮演，分组练习。

三、实践过程

1. 范例演示　教师设置不同科室的护理工作场景，让同学分角色扮演，强调各科室护士服的特定含义，指导学生区分，并能规范、迅速地着装，正确佩戴口罩、工作牌和护士表。

2. 分组训练　将学生6~8人分成一组，分组练习。每组学生在规定的时间内完成任务，互相点评，教师集中点评。

四、注意事项

1. 注意区分不同护士服的特定含义。
2. 注意不同发型正确的戴帽方法。

五、实践评价

护生在训练过程中是否严谨认真，积极参与，相互帮助；是否按要求在规定的时间内全部完成各项着装；步骤是否正确标准；各小组是否体现团队合作精神。

同步训练

1. 对服饰礼仪描述错误的是（　　　）

   A. T. P. O 原则是世界通用的着装最基本原则

   B. 着装的规范要求着装必须"整洁、文明、高雅"

   C. 着装应与年龄、肤色、职业等方面适宜

   D. 饰品佩戴愈多愈好

2. 对护士着装要求描述错误的是（　　　）

   A. 护士离开工作岗位后不宜穿着工作服随意出入公共场合

   B. 护士工作时，应自觉把工作牌端正地佩戴在左胸上方

   C. 夏季穿工作裙装时，裙摆可以显露于护士服外

   D. 穿护士服时，避免用别针代替衣扣

3. 别在燕帽上的发卡最好是（　　　）

   A. 白色，后面　　　　　　　　　　B. 黑色，后面

   C. 白色，前面　　　　　　　　　　D. 黑色，前面

4. 下列关于口罩佩戴表述不准确的是（　　　）

   A. 松紧合适，遮住口鼻　　　　　　B. 及时清洗消毒

   C. 一次性的不可反复使用　　　　　D. 必要时可以露出鼻孔

5. 佩戴饰品时不应该（　　　）

   A. 总量不超过 3 件　　　　　　　　B. 戴镶嵌饰品时，应与主色调保持一致

   C. 手镯一般戴在左手上　　　　　　D. 戒指一般戴在右手上，可戴多枚

参考答案

1. D　　　2. C　　　3. A　　　4. D　　　5. D

第四章　护理举止礼仪

知识要点

掌握：护士规范的站姿、坐姿、行姿、蹲姿及人际距离。

熟悉：护士举止中各种禁忌姿势、首语、专业触摸等。

了解：日常生活中的行为举止特点及手势语。

举止，就是指人们的活动及其在活动中各种身体姿势的总称。日常生活中人的举手投足，一颦一笑，都可概括为举止。优雅的举止可以展现出人类所独有的形体之美，能给人留下深刻的印象。评价个体行为是优雅还是粗俗，实际上就是评价其行为举止是否符合礼仪的标准。这就要求每个人要有意识地调整、训练自己的举止，要从最基本的站、坐、行、蹲等做起。

第一节　站　姿

一、规范站姿

站姿，又称为立姿，站相，是人体在站立时所呈现的姿态，是人的基本姿态，它是人体平时所采用的一种静态的身体造型，也是其他动态身体造型的基础和起点。优美的站姿是保持良好体型的秘诀。从一个人的站姿，可以看出他的精神状态、品质、修养及健康状况，人们常形容女士的优美站姿为"亭亭玉立"，男士的站姿为"站如松"，可见优美的站姿可以给他人留下美好的印象。

课堂互动

在就医过程中有一位举止不雅的护士为你进行静脉输液，你感觉如何？在今后的工作中，你会怎样做？

站姿的基本要领：①头部：头正颈直，双目平视，下颌微收，面带微笑或面容平和；②躯干部：挺胸、收腹、展肩、提臀、立腰，使整个身体有"向上拔"的感觉；

③双臂：放松，自然下垂于体侧，手指自然弯曲；④双腿：直立，膝部及两脚跟靠紧，脚尖分开约成45°～60°角。

由于男女性别方面的差异，男女的站姿各有不同要求。对女士的站姿要求是端庄大方，秀雅优美，妩媚动人；对男士的要求是刚毅洒脱，挺拔向上，成熟稳健。但无论男女，在头部、目光及躯干部分的变化均不会很大，其变化主要体现在手、腿及脚上。

（一）女士站姿

1. 手的变化　一般而言，手的变化有以下四种：①基本式，双手自然垂于身体两侧；②相握式，双臂略弯曲，双手四指相勾，轻握，置于中腹部，即平脐的水平位置；③叠握式，双手几乎平展，一手叠于另一手上，并轻握另一手四指指尖，被握手的指尖，不能超出上手的外侧缘；④分放式，一臂自然放松垂于体侧，手掌放松自然弯曲，另一臂放松自然屈曲于体侧，手轻握成半拳，置于腹侧，前不过身体正中线。双侧可交换变化。

2. 脚的变化　女士的站姿是否挺拔、大方，不仅和手有关，和脚的姿势也有很大关系。一般而言，脚的变化有三种：①"V"形脚，脚跟靠紧，脚尖分开45°～60°角；②"丁"字形脚，一脚跟放于另一脚的内侧中点，两脚所成角度为90°，可以左脚在前，也可右脚在前；③平行式，即脚跟脚尖全部靠紧，双脚平行地站在地上。

3. 女士常用的几种站姿　将上述手和脚的变化分别加以组合，就构成了女士在工作、生活、社交及其他活动中的姿势。如："V"形脚＋基本式、"丁"字形脚＋相握式等（图4-1、图4-2）。

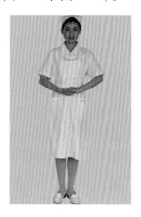 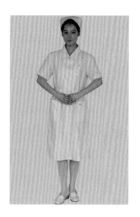 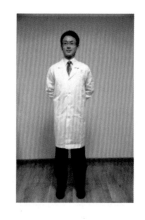

图4-1　女士站姿V字步　　　图4-2　女士站姿丁字步　　　图4-3　男士站姿

（二）男士站姿

男士站姿基本要求　双脚平行分开，与肩同宽，上身挺直，双手垂于体侧或相握于腰后或垂握于下腹。如站立时间过久，两脚可呈"V"型且前后分开，两脚间距不可过大，身体重心分别落于一只脚上，但上身仍需挺直，变化不可过于频繁（图4-3）。

总之，男士的站姿，可在女士站姿的基础上，表现出更随意、潇洒、落落大方，充满阳刚之气。

从站姿分析你的性格与心理

背部挺直、胸部挺起、双目平视而立 说明有充分的自信，给人以"气宇轩昂"、"心情乐观愉快"的印象，属开放型。

弯腰曲背、略显佝偻状而立 属封闭型，表现出自我防卫、闭锁、消沉的倾向。同时，也表明精神上处于劣势，有惶惑不安或自我抑制的心情。

两手叉腰而立 是具有自信心和精神上优势的表现，属于开放型动作。对面临的事物没有充分心理准备时不会采用这个姿势。

双腿交叉而立 表示一种保留态度或轻微拒绝的意思，也是感到拘束和缺乏自信心的表示。将双手插入口袋而立：具有不坦露心思、暗中策划、盘算的倾向。若同时配合有弯腰曲背的姿势，则是心情沮丧或苦恼的反映。

靠墙而立 有这种习惯者多是失意者，通常比较坦白，容易接纳别人。

背手而立 多半是自信力很强的人，喜欢把握局势，控制一切。一个人若采用这种姿势处于他人面前，说明他怀有居高临下的心理。

二、禁忌站姿

（一）体位不正

良好的站姿，可以让身体各个关节得到均匀的受力。不良的站姿，如：站立时东倒西歪、耸肩驼背、左摇右晃、探脖塌腰、抖动不停，则会影响到体内的血液循环，可能会压迫内脏，导致消化不良。不管在形体上，还是在外貌上，不良的站姿都会对人体产生消极的影响。

（二）手位不当

在站立时，必须注意以正确的手位去配合站姿。若手位不当，则会破坏站姿的整体效果。站立时手位不当主要表现在：一是双手抱在脑后；二是用手托着下巴；三是双手抱在胸前；四是把肘部支在某处；五是双手叉腰；六是将手插在衣服或裤子口袋里。

（三）脚位不当

在正常情况下，"V"字步、"丁"字步或平行步均可采用，但要避免"人"字步和"蹬踩式"。"人"字步也就是"内八"字步；"蹬踩式"指的是在一只脚站在地上的同时，把另一只脚踩在鞋帮上，或是踏在其他物体上。

（四）半坐半立

在正式场合，必须注意坐立有别。在站立之际，绝不可以为了贪图舒服而擅自采用半坐半立姿势。当一个人半坐半立时，既不美观，又显随便。

第二节　坐　姿

坐姿是指人在就座和坐定后所呈现的姿势。它是一种静态的姿势。文雅的坐姿，不仅给人以沉着、稳重、冷静的感觉，而且也是展现自己气质和风度的重要形式。

一、规范坐姿

坐姿的基本要领　①挺直上身，头部端正，目视前方。②双手掌心向下，叠放于大腿之上，或放在身前的桌子上，或座位两侧的扶手上。侧坐时，双手叠放或相握放置于身体侧向位置的内侧大腿上。③上身与大腿、大腿与小腿均呈90o。④脚尖对向正前方或侧前方，双脚可以并拢、平行，也可一前一后。⑤坐下后不应坐满座位，不可身靠座位的靠背，大约占据座位的1/2～2/3位置即可。

（一）女士坐姿

女士坐姿的基本要求是背部挺直，头部端正，目视前方或交谈对象，坐座位2/3处，上身与大腿、大腿与小腿均构成90°，双手相搭放置于一侧大腿面上。

根据场合和坐具可分为六种坐姿。

1. 并列式　双膝并列，双脚并拢，脚尖朝前。这种坐姿适合面对上级、长辈或庄重的场合（图4-4）。

2. 前后式　在并列式基础上，将左脚或右脚后退一脚，后面脚尖可踮起，也可平放，双膝并拢。这种坐姿可与并列式交替运用（图4-5）。

3. 交叉式　在前后式基础上，左脚不动，右脚放于左脚后（或相反），两脚踝骨交叉，后面的脚尖踮起，双膝并拢。这种坐姿适合社交场合运用（图4-6）。

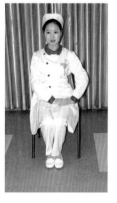　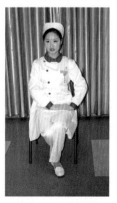

图4-4　并列式　　　　　图4-5　前后式

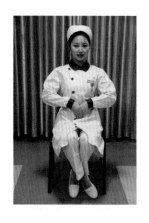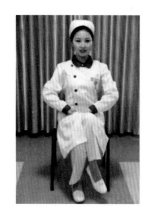

图4-6 交叉式　　　　图4-7 相搭式

4. 相搭式　双腿相搭，下面一条腿保持90°，搭起的脚尖朝下，不可朝向交谈对象，双手可相搭放置于上面的腿面。庄重场合不采用这种坐姿，一般只在面对同事、平辈、下级或休闲娱乐场合时采用（图4-7）。

5. 斜放式　双腿并拢、双脚并拢，同时向一侧倾斜，双手相搭放在腿面，适用于穿裙子的女性在较低处就座时用（图4-8）。

6. 叠放式　双腿并拢叠放，同时向一侧倾斜，双手相搭放在腿面。适用于穿短裙的女性在社交、休闲、访谈场合时用（图4-9）。

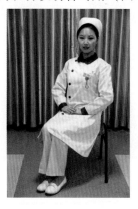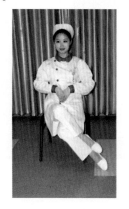

图4-8 斜放式　　　　图4-9 叠放式

（二）男士坐姿

男士坐姿基本要求　背部挺直，头部端正，目视前方或交谈对象，坐座位的三分之二处，上身与大腿、大腿与小腿均构成90°。

根据对象和坐具可分为三种坐姿：

（1）打开式　面对长辈、上级或庄重场合的坐姿。双腿、双脚分开与肩同宽，脚尖朝前，双手分别放在大腿面上。

（2）并列式　面对长辈、上级或庄重场合的坐姿。双膝、双脚并拢，脚尖朝前，双手分别放在大腿面上。

（3）相搭式　面对同事、平辈、下级场合采取的坐姿。如果坐具有靠背和扶手，双腿相搭，下面一条腿保持90°，搭起的脚尖朝下，不可朝向交谈对象。双手可相搭放置于腿面，也可分别放在两边扶手上。

二、入座与离座

（一）入座要求

1. 入座有礼　出于礼貌，和客人一起入座或同时入座时，要分清尊卑，先请对方入座，自己不要抢先入座。就座时，如果附近坐着熟人，应该主动打招呼，即使不认识，也应该点头示意。在公共场合，要想坐在别人身旁，还必须征得对方的允许，动作要轻，不要碰响座椅。

2. 左进左出　如果条件允许，就座时最好从座椅的左侧接近座位，离开时应该从左侧离座，这样做是一种礼貌，而且也容易就座。

3. 入座得体　就座时，应转身背对座位。得体的做法是：先侧身走近座椅，背对着站立，右腿后退一小步，以小腿确认一下座椅的位置，然后随势坐下。必要时，用一只手扶着座椅把手（图4-10、图4-11、图4-12）。

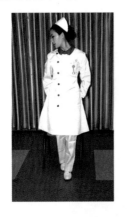 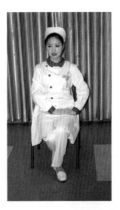 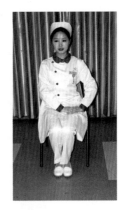

图4-10　就座准备　　　　图4-11　就座　　　　图4-12　坐定

（二）离座要求

1. 离开座椅时，身边如果有人在座，应该用语言或动作向对方先示意，方可起身离座，避免惊扰他人。

2. 与他人同时离座时，要注意起身的先后次序。长者、女士、身份高者可先离座；双方身份相似时，可以同时起身离座。

3. 起身离座时，动作应轻缓，不要"拖泥带水"，弄响座椅，或将椅垫、椅罩弄掉在地上。

三、禁忌坐姿

(一) 坐姿中腿的不当表现

1. **双腿叉开过大**　双腿如果叉开过大，不论大腿叉开还是小腿叉开，都非常不雅。特别是身穿裙装的女士更不要忽略了这一点。

2. **架腿方式欠妥**　坐后将双腿架在一起。正确的方式，应当是两条大腿相架，并且一定使两腿并拢。如果把一条小腿架在另一条大腿上，两者之间还留出大大的空隙，就显得有些放肆了。

3. **双腿直伸出去**　既不雅观，也妨碍别人。身前如果有桌子，双腿尽量不要伸到外面来。

4. **将腿放在桌椅上**　有人为了贪图舒服，喜欢把腿架在高处，甚至抬到身前的桌子或椅子上，这是非常粗鲁的行为。

5. **腿部抖动摇晃**　坐在别人面前，反反复复地抖动或摇晃自己的腿部，不仅会让人心烦意乱，而且也给人以极不稳重的印象。

(二) 坐姿中脚的不当表现

1. **脚尖指向他人**　不管具体采用哪一种坐姿，都不能以本人的脚尖指向别人，因为这一做法是非常失礼的。

2. **脚尖高高翘起**　坐下后，如以脚部触地，通常不允许以脚跟接触地面，将脚尖翘起。如若双脚都这样，则更是一种严重的违规行为。

3. **脚蹬踏他物**　坐下来脚要放在地上，如果用脚在别处乱蹬乱踩，也是非常失礼的。

4. **以脚自脱鞋袜**　脱鞋脱袜，属于"卧房动作"，在外人面前就座时用脚自脱鞋袜，显然有损形象。

❖知识链接

> 　　颈椎病的根源是颈椎间盘退行变性后，椎间盘松动，继而压迫神经根、脊髓或椎动脉而引起的各种症状。长期不良的坐姿或长久停留在电脑前，最容易造成颈项肌的疲劳，引起颈肩痛、项肌痉挛，甚至出现头晕目眩，久而久之，势必在成年之后过早地出现颈椎间盘退行性变，导致颈椎病。

(三) 坐姿中手的不当表现

1. **手触摸脚部**　在就座以后用手抚摸小腿或脚部是极不卫生又不雅观的。

2. **双手抱在腿上**　双手抱腿，本是一种惬意、放松的休息姿势，但在工作之中是不可取的。

3. 将手夹在腿间　有人坐下来之后，习惯将双手夹在两腿之间，这一动作会令其显得胆怯或害羞。

4. 手部支于桌上　用双肘支在前面的桌上或上身伏在桌上，对周围的人显然不够礼貌。

第三节　行　姿

行姿，也称走姿，是指一个人在行走之时所采取的具体姿势。它以人的站姿为基础，实际上属于站姿的延续动作。与其他姿势所不同的是，它自始至终都处于动态之中，体现的是人类的运动之美和精神风貌。

一、规范行姿

一般来说，标准的行走姿势，要以端正的站立姿态为基础。女性行姿特点是：轻松、敏捷、健美。男性行姿特点是：协调、稳健、庄重、刚毅。

❖知识链接

陪同引导服务对象　作为护理服务人员应走在服务对象的左侧前方约一米左右的位置，本人的行进速度须与服务对象的相协调，不能走得太快或太慢。行进中一定要处处以对方为中心，经过拐角、楼梯等处，要及时地关照提醒，绝不可以不吭一声，而让对方茫然无知或不知所措。陪同引导时，要采用正确的体位，请对方开始行进时，应面向对方稍许欠身，行进中与对方交谈或答复问题时，应以头部、上身转向对方。

（一）基本要领

1. 步态　即走路时的身体姿态。要求双目向前平视，面带微笑，下颌微收，上身挺直，头正、挺胸收腹，重心稍前倾。手臂伸直放松，手指自然弯曲，摆臂时要以肩关节为轴，上臂带动前臂向前，手臂要摆直线，肘关节略屈，前臂不要向上甩动，向后摆动时，摆幅以30°角为宜。其中前摆约35°角，后摆约15°角。

2. 步幅　恰到好处的步幅可展示一个人内心的沉着、冷静、自制力和独立。一般而言，步幅大小，即前脚跟与后脚尖的距离以本人一脚为宜。每个人的步幅不是绝对的，只要不过分、不令人难堪即可。

3. 步位　即走路时的落脚点。理想的落脚点是两脚内侧缘落在一条直线上。

4. 步速　适度的行进速度可以很好地体现走路时的姿态，过快，会给人匆忙、不稳重的心理暗示；过慢，又会给人以拖沓、没精神的感觉。

5. **步韵** 即走路时的节奏、弹性、韵律、精神状态等。走路时，身体重量应由脚跟向脚掌及脚尖过渡，步履轻盈而有节奏，弹性十足，柔步无声。

优雅的步姿口诀："以胸领动肩轴摆，提髋提膝小腿迈，跟落掌接趾推送，双眼平视背放松。"走路的美感产生于下肢的频繁运动与上体稳定之间所形成的对比和谐，以及身体的平衡对称。要做到迈步和落地时脚尖都正对前方，抬头挺胸，迈步向前（图4-13、图4-14）。

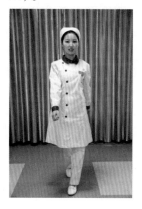 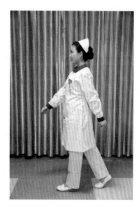

图4-13 行姿　　　　　　　　图4-14 行姿

（二）不同情况下的礼仪要求

人们处于不同的场所，行走时要遵守规范行姿，同时也要具体情况具体对待。如以下列情况：

1. **上下楼梯** ①上下楼梯时，都应靠右侧行走，即遵循"右上右下"原则；②若为人带路，应礼让服务对象，上楼时请服务对象前行，下楼时请服务对象后行。

2. **进出电梯** ①安全出入：电梯门将要关闭时不要强行进入，如遇超载情况，要及时退出，不可冒险进入；②礼让他人：当为他人引导时，应以礼相待，请服务对象先进先出，服务人员站在门口礼让对方并做出"请"的动作。

3. **出入房门** ①引领服务对象出入房门要先通报；②要面向他人反手开关门；③礼让服务对象请对方先进先出；④要为服务对象拉门。

二、禁忌行姿

1. 身体乱摇乱摆，晃肩扭臀，方向不定，到处张望。
2. 忌讳躬腰驼背地行走。
3. 步子太快或太慢，重心向后，脚步拖拉。
4. 多人行走时，勾肩搭背，大呼小叫。
5. "外八字"或"内八字"迈步。
6. 忌讳只摆小臂。
7. 忌讳脚蹭地皮行走。

❖知识链接

　　糖尿病患者行走时，步伐尽量加大，挺胸摆臂，用力甩腿，时间最好在餐后进行，以减轻餐后血糖升高。每次行走半小时或 1 小时为宜，但对正在用胰岛素治疗的患者，应避开胰岛素作用的高峰时间，以免发生低血糖反应，行走一般选择在餐后半小时，而且活动时间也不要超过 1 小时。高血压病患者步速以中速为宜，行走时上身要挺直，否则会压迫胸部，影响心脏功能，走路时要充分利用足弓的缓冲作用，要前脚掌着地，不要后脚跟先落地，因为这样会使大脑处于不停地振动，容易引起一过性头晕。

第四节　蹲　姿

　　蹲姿是人在处于静态时的一种特殊体位。一般用于拾物、帮助他人等情况。

一、规范蹲姿

　　下蹲时，应使头、胸、膝关节在一个角度上，一脚在前，一脚在后，两腿向下蹲，前脚全着地，小腿基本垂直于地面，后脚脚跟提起，脚尖着地，两腿应合力支撑身体，避免滑倒。下蹲拾物时，应自然、得体、大方，不遮遮掩掩。

　　女士无论采用哪种蹲姿，都要臀部向下，将腿靠紧。男士则可以适度地分开。常见的蹲姿有以下两种：

　　1. 交叉式蹲姿　下蹲时，右脚在前，左脚在后；右小腿垂直于地面，全脚着地；左腿在后与右腿交叉重叠，左膝由后面伸向右侧，左脚跟抬起，脚掌着地；两腿前后靠紧，合力支撑身体；臀部向下，上身稍前倾。

　　2. 高低式蹲姿　下蹲时，左脚在前，右脚稍后，不重叠；两腿靠紧向下蹲，左脚全脚掌着地，小腿基本垂直于地面，右脚跟抬起，脚掌着地；右膝低于左膝，右膝内侧靠于左小腿内侧，形成左膝高右膝低的姿态，臀部向下（图 4-15、图 4-16）。

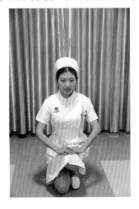
图 4-15　女士蹲姿

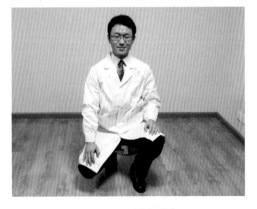
图 4-16　男士蹲姿

二、禁忌蹲姿

1. 弯腰捡拾物品时，不可两腿叉开或臀部向后撅起，两腿展开平衡下蹲，其姿态不优雅。

2. 下蹲时注意内衣"不可以露，不可以透"。

❖知识链接

> 蹲姿三要点：迅速、美观、大方。若用右手捡东西，应先走到东西的左边，右脚向后退半步后再蹲下来。脊背保持挺直，臀部一定要蹲下来，避免弯腰翘臀的姿势。男士两腿间可留有适当的缝隙，女士则要两腿并紧，穿旗袍或短裙时需更加注意以免尴尬。

第五节　其他举止礼仪

一个人的礼仪修养往往是从一举一动中表现出来，在职场中人们经常忽略手势礼仪，因一个小动作而失礼，暴露出自己礼仪修养的不足。培根说："相貌的美高于色泽的美，而秀雅合适的动作美又高于相貌之美，这是美的精华。"可见姿态美比相貌美更能表现人的气质，而拥有规范得体的手势更能展现出完美的职场形象。

一、手势语

"十里不同风、百里不同俗。"同一种手势，在不同的国家、地区，往往会有不同的含义，尽管千变万化，十分复杂，但仍可被分成四种类型：①形象手势，即用来模拟物状的手势；②象征手势，即用来表示抽象意念的手势；③情意手势，即用来传递情感的手势；④指示手势，即指示具体对象的手势。

（一）OK手势

"毫无疑问"是世界语，以英语字母O与K连结而成，表示没问题，准备妥当，一切就绪；也有我很好、没事、谢谢你的关心之意。但是在法国南部地区OK手势则表示零或某件事不值一提，自己不赞成等含义（图4-17）。

（二）竖起大拇指

竖起大拇指是中国人经典的、最常用的手势，表示赞许、夸奖、了不起。在美国、墨西哥、荷兰、斯里兰卡等国家，这一手势表示祈祷幸运。法国则是在拦路搭车时横向伸出大拇指表示要搭车。在日本，这一手势表示数字"5"。但在澳大利亚，竖大拇指则是一个不文明、粗野的动作（图4-18）。

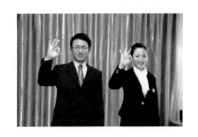

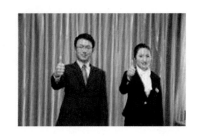

图 4 - 17　OK 手势　　　　　　　　图 4 - 18　竖起大拇指

（三）向上伸出食指

世界上使用这一手势的民族也很多，但表示的意义不一样。中国人向上伸食指，表示数目"一""一百""一千"等等。在日本、阿拉伯等国，表示只有一个或一次的意思。在美国，表示让对方稍等。在法国，学生在课堂上向上伸出食指，才能回答问题。在新加坡，谈话时伸出食指，表示所谈的事最重要。在缅甸，表示请求别人帮忙或拜托某人某事。在澳大利亚，在酒吧、饭店向上伸出食指，表示"请来一杯啤酒"。在中东，用食指指东西是很不礼貌、不尊重对方的（图 4 - 19）。

（四）"v"字形手势

在欧洲大多数国家，人们在日常交往中常常伸出右手的食指和中指，比作"v"形表示"胜利"，而"v"是英语单词 victory（胜利）的第一个字母。英国首相丘吉尔第二次世界大战中使用了"v"形手势表示一定胜利，而这一手势及镇定威严的神态举止被记者们拍了下来，刊登在报纸上，从此这一著名的手势迅速地在英国城广泛地流传开来，并很快在全世界普及。不过，做这一手势时务必把手心朝外、手指朝内，在英国尤其要注意这点，因为在欧洲大多数国家，手心朝内、手背朝外的"v"形手势是表示让人"走开"的意思。在英国则指伤风败俗的事（图 4 - 20）。

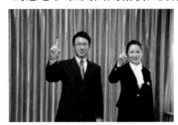

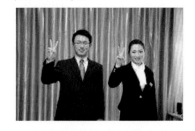

图 4 - 19　向上伸出食指　　　　　　图 4 - 20　"v"字形手势

二、首语

首语是通过头部活动所传递的信息。常见的有"点头论"和"摇头语"。在世界上绝大部分国家和地区都以"点头"表示首肯，以"摇头"表示否定。专家们认为这种摇头——"不是"，点头——"是"的首语，是一种天生的人体行为，但在印度、巴基斯坦等国，点头却是一种否定信号。

在与人交谈时，头部呈中立、侧斜或下垂状的首语分别传递着不同的信息。

第一，将头保持中立状态，则表明对对方的讲话无兴趣。

第二，将头下意识地从一侧倾斜到另一侧，则说明对对方的话有一定的兴趣。

第三，将头下垂是一种消极的人体信号，往往是对对方的话语缺乏兴趣。

当发现第三种首语时，有经验者往往就会立即停止谈话或更换话题，以免出现不愉快或尴尬的局面。

三、人际距离

人与人之间的距离大体分为四种类型，行路时可以参照并正确地加以运用。

（一）亲密距离

亲密距离在45cm以内，属于私下情境。多用于情侣，也可以用于父母与子女之间或知心朋友间。两位成年男子一般不采用此距离，但两位女性知己间往往喜欢以这种距离交往。亲密距离属于很敏感的领域，交往时要特别注意不能轻易采用这种距离。

（二）个人距离

个人距离一般在45～120cm之间，表现为伸手可以握到对方的手，但不易接触到对方身体，这一距离对讨论个人问题是很合适的，一般的朋友交谈多采用这一距离。

（三）社交距离

社交距离大约在120～360cm之间，属于礼节上较为正式的交往关系。一般工作场合人们多采用这种距离交谈，在小型招待会上，与没有过多交往的人打招呼可采用此距离。

（四）公共距离

公共距离指大于360cm的空间距离，一般适用于演讲者与听众、彼此极为生硬的交谈及非正式的场合。在商务活动中，根据其活动的对象和目的，选择和保持合适的距离是极为重要的。

四、专业触摸

触摸是用非语言沟通向他人表示关心的一种重要方式。护士在与就诊者的沟通过程中，应根据不同的情景、不同的就诊者的特点、双方沟通的程度选择合适的触摸方式。如：护士在巡视就诊者、观察病情时，对老人、儿童及同性就诊者，适时使用触摸可向就诊者传递"我在关心您，我理解您"的信息（图4-21）。

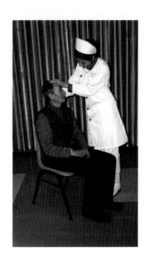

图4-21 专业触摸

第六节 护士行为举止礼仪

一、护士行为举止礼仪的意义

1. **是护理职业内在规律的要求** 任何一种职业都有其完成职业任务所需要的一系列规定的动作举止。职业不同，任务不同，完成任务的身体姿态也就不同。护士行为举止礼仪有别于其他职业礼仪，为了有效完成护理任务，护士必须严格按照护理职业规范行为举止进行操作。

2. **是护士身体健康的要求** 规范的职业举止，是基于人体健美的原则设计的。不规范的，则容易导致疲倦、困乏。同时长期不规范的职业举止、姿势，使身体局部形成习惯性扭曲。如长期弯腰工作，容易导致颈椎、脊椎、腰椎变形病变。遵循规范的举止礼仪，保持正确的职业姿势，既能减轻不正确姿势导致的身体压力，又能使护士拥有健美的身体状态。

3. **是护理发展对护士职业的要求** 随着现代医学模式向生物－心理－社会医学模式的转变，现代护理理念也随之发生转变，由"以疾病为中心"发展为"以健康为中心"。这一转变，对护士除了专业技术的要求，还要求护士具备良好的人文关怀素养。护士规范的行为举止，优雅大方的职业形象，既充分体现了对服务对象的社会尊重，同时也会增强服务对象的信任感，达到提高护理服务质量的目的。

二、护士举止礼仪

护士举止礼仪主要指护士在工作时的站姿、坐姿、行姿、蹲姿。

课堂互动

如果让你代表医院参加全市的"南丁格尔"护理技能大赛，你会选择哪种站姿？

（一）站姿

1. 基本站姿。头正颈直，双眼平视，面带微笑，两肩外展，双臂自然下垂，挺胸收腹，并膝提臀，两脚呈"V"形或"丁"字形，两手交叉相握放于中下腹部或身体两侧（图4-22、图4-23）。

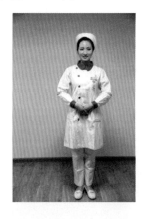　　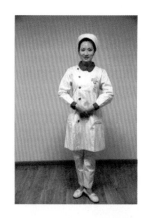

图4-22　"V"字形站姿　　　　图4-23　"丁"字形站姿

2. 女护士还可采用"丁"字步，单侧手臂抬放于腰间的站姿。男护士可采用双脚平行分开不超过肩宽，右手握于左手腕上方自然贴于腹前或后腰的站姿。在工作中，应遵循力学原则及行为规范要求，做到节力优雅。

（二）坐姿

1. 基本坐姿　背向座位站立，坐下时右脚后移半步，双手或单手于身后抚平工作衣，轻坐于椅面的2/3处，上身挺直，双手交叉相握于腹前，双膝、双脚并拢。

2. 在不同的工作环境中　女护士还可以采用双腿斜放式、前后式等坐姿。男护士可采用并列式，或打开式等坐姿（图4-24、图4-25）。

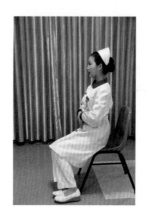
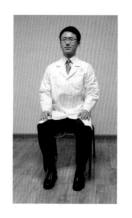

图4-24　女护士双腿斜放式侧面　　　图4-25　男护士基本坐姿

（三）行姿

1. **基本行姿**　头正肩平，双目平视，挺胸收腹，足尖向前，呈直线行走，步幅均匀，步速适中，步履轻稳。（图4-26）

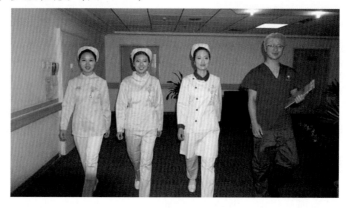

图4-26　行姿

2. **在临床工作中**　如病房出现紧急情况时，应沉稳地加快步速，步伐轻盈快捷，表现出"急病人所急"的工作作风。

（四）蹲姿

1. 下蹲时，头略低，上身挺直前倾，注意双脚靠紧，左脚在前，右脚在后，臀部向下。

2. 拾物时，一脚后退半步，抚平身后工作衣，屈膝下蹲，俯身拾物（图4-27、图4-28）。

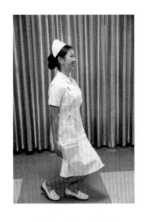 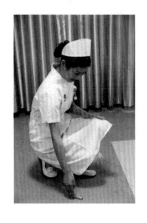

图4-27　下蹲　　　　　　　　图4-28　拾物

三、护士行为礼仪

护士行为礼仪是指护士在护理工作时应当遵守的行为规范，包括推治疗车、持病历夹和搬放椅子等姿态，这些姿态的规范、优雅可以体现护士的基本职业素质。

（一）推治疗车

护士推治疗车是在站姿和行姿的基础上进行，应保持车速适中，运行平稳、安全。

1. **方法**　护士位于车后，用双手扶住车缘两侧，双臂均匀用力，把稳方向，躯干略向前倾，重心集中于前臂。抬头，挺胸直背，步伐均匀，匀速进行，停放平稳（图4-29、图4-30）。

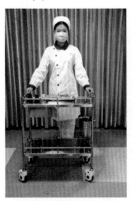 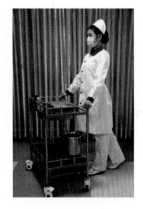

图4-29　推治疗车正面　　　　图4-30　推治疗车侧面

2. **注意事项**

（1）礼让患者　在走廊推车与对面患者相遇时，应先将车推在一侧，请患者先行。

（2）勿用车撞门　进门前先将车停稳，用手轻推开门，推车入室，入室后，关上门，再推车至病房。

（3）避免发出声响　经常检查治疗车的完好性，避免推车速度快发出声响，也避免用手拽着车走。

（二）端治疗盘

端治疗盘是护理工作中常见的姿势，要求做到节力、平稳，姿势优美。

1. **方法**　在站姿或行姿的基础上，上臂贴近躯干，肘关节弯曲90°，四指和手掌拖住两侧盘底，四指自然分开，拇指置于盘缘中部，盘缘距离躯干2～3cm，前臂同上臂及手一起用力。行走时保持治疗盘平稳（图4-31）。

2. **注意事项**

（1）端治疗盘行走中迎面遇到患者，应礼让患者，向左或右侧方让开一步，请患者先过。

（2）端治疗盘时不可倾斜，双手拇指不能触及盘内面，盘缘不可触及护士服。

（3）端治疗盘时应该用肩部或肘部将门轻轻推开。

（三）持病历夹

病历是重要的医疗文件，护士与病历夹的接触最为密切，工作中常需持病历夹行走。正确的持夹方法不仅能体现护士对医疗文件的重视，也反映出护士对工作的严谨，更能展示护士的姿态美。

1. **方法**

（1）行走或站立时持夹方法　行走时肩部自然放松，上臂贴近躯干，病历夹正面向内，一手握住夹的前1/3，病历夹前部略上抬，另一手自然下垂。站立时一手握住病历夹中部，放于侧腰部（图4-32、图4-33）。

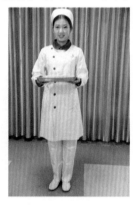
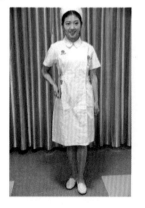

图4-31　端治疗盘　　　　　　图4-32　持夹行走

（2）书写或阅读时的持病历夹方法　一手持病历夹一侧前1/3处，将夹放于前臂上，手臂稍外展，持夹上臂靠近躯干，另一手可翻阅或书写（图4-34）。

2. **注意事项**

（1）不可随意拎着病历夹走来走去。

（2）持病历夹时，不应做与治疗无关的事情。

（3）在患者面前不要随意乱放病历夹。

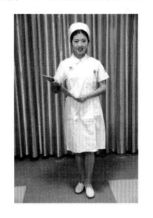
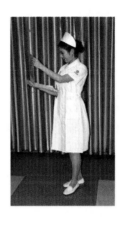

图4-33　持夹站立　　　　　图4-34　持夹翻阅

（四）搬放椅子

椅子是病房中配给每位患者床单位的物品，在进行床铺整理或某些治疗操作时，需要移动，搬放时要做到动作轻巧、节力，姿势优美。

1. 方法　搬放椅子时，人侧立于椅子后面，双脚前后分开，双腿屈曲，一手将椅背夹于手臂与身体之间，握稳背撑，起身前行，另一手自然扶持椅背上段。对于一体式的椅子应两手同时拿起或放下，注意要保持轻巧，控制好力度（图4-35、图4-36）。

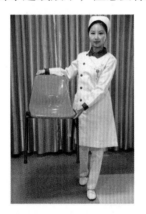
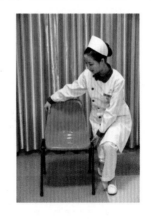

图4-35　搬起椅子　　　　　图4-36　放定椅子

2. 注意事项

（1）搬起椅子前应告知患者，如椅子上放有物品，征得患者同意后，将物品改放它处。

（2）搬起后要避免与床等物品相碰。

（3）操作完成后要放回原位，或征得患者同意后放置。

实践一 护士举止礼仪实践训练

一、实践目标

熟练掌握各种站姿、坐姿、行姿和蹲姿，并能灵活运用。
学会创造体态美，培养良好的仪表修养。

二、实践准备

（一）用物准备

1. **场地** 实验室或模拟病房。
2. **道具** 镜子、硬纸片、椅子、音乐。

（二）环境准备

整洁、安静、温度适宜、光线适中。

（三）护生准备

1. 护生应衣帽整洁，举止得体，符合护士行为规范要求。
2. 熟悉本节课的内容、要求、目的。

三、实践过程

（一）挺拔优美的站姿

1. **教师演示**
头正、颈直、肩平、挺胸、收腹、立腰、提臀、腿直、脚靠、垂手。

2. **模拟练习**
（1）**靠墙训练** 检测上体是否保持正直。张开两臂与肩成一条直线，感受扩肩的感觉，使枕部、臀部、足跟紧贴在墙面上（图4-37）。
（2）**平衡训练** 身高相近的两名同学一组，背靠背站立、小腿、肩胛骨、枕部靠在一起并放上硬纸片，站立时，纸片不掉（图4-38）。

3. **情景设计**
在一病区内，301室-2床的李洋女士因为呼吸困难，遵医嘱需要进行氧气吸入，在操作前评估患者时，你会采取哪种站姿与患者交谈？

（二）良好端庄的坐姿

1. **教师演示** 背部挺直，头部端正，目视前方或交谈对象，坐座位的2/3处，上身与大腿、大腿与小腿均成90°角，双手相搭放置于一侧大腿面。

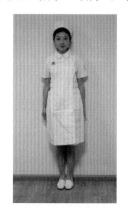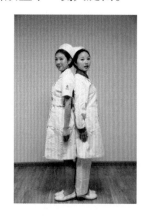

　　图4-37　靠墙训练　　　　　　图4-38　平衡训练

2. 模拟练习

（1）从前、后、左、右各个不同的方向走向座位，站在座位左侧。

（2）右腿向前迈出一步，到座位前，左腿靠上右腿，成"V"字形站姿，身体距座位约20~25cm，背向座位，右腿后退半步，腿部接触座位。

（3）两手或单手向后抚平整理长装。

（4）轻轻落座，左脚尖内收，右脚向前半步，与左脚并拢，脚尖朝前，膝部并拢，双手相搭放置于一侧腿面。

3. 情景设计　在与病人进行茶话会交谈时，应采取哪种坐姿？

（三）正确从容的行姿

1. 教师演示

昂首挺胸，收腹立腰，双目平视，下颌微收，面容平和自然。行进时，双肩、双肘及腕部关节均应自然放松，双手四指自然弯曲，掌心向内。

2. 模拟练习

（1）练习腰腿力量。

（2）颈背挺直，可头顶书本。

（3）修正脚步，两脚力求落在一条直线上。

（4）步伐均匀，轻走无声。

3. 情景设计　如遇上急诊急救的患者，听到有人呼叫，我们应如何赶往病房抢救？

（四）娴熟规范的蹲姿

1. 教师演示　上身直立，下蹲时两腿靠紧，右脚掌着地，小腿垂直于地面，左脚跟提起，脚尖着地，微微屈膝，双腿形成单膝点地式。降低身体重心，直下腰拿取物品

2. 模拟练习

（1）在站姿基础上，右脚后退半步与左脚形成大"丁"字形，身体重心落于两腿

之间。

（2）左手或双手抚平工作装后面。

（3）左脚着地，小腿垂直于地面，右脚跟提起，脚尖着地，微微屈膝。

（4）直腰拿取物品。

（5）起立，右脚复位，与左脚形成"V"字形，挺胸收腹。

3. 情景设计　操作前评估李洋女士后，回准备品室准备用物时，在病区走廊内，发现前方行走的李护士不经意将腕表掉在了地上，你应该怎么办？

四、注意事项

1. 注意在练习时护士要呈现的美感，动作不要过分僵硬、做作。

2. 注意练习过程中的仪表与表情。

3. 发现错误要及时纠正。

五、实践评价

护生在训练过程中是否按要求全部完成，小组分配是否合理，表演是否流畅。各小组是否积极配合，是否体现团队协作精神。训练中组员的精神面貌是否良好，态度是否热情。

实践二　护士行为礼仪实践训练

一、实践目标

熟练掌握护理工作中的行为礼仪。

学会在护理工作中恰当正确地运用。

二、实践准备

（一）用物准备

1. 场地　实验室或模拟病房。

2. 道具　治疗车、治疗盘、音乐、椅子。

（二）环境准备

整洁、安静、温度适宜、光线适中。

（三）护生准备

1. 护生应衣帽整洁，举止得体，符合护士行为规范要求。

2. 熟悉本节课的内容、要求、目的。

3. 角色扮演，课前分组，根据案例情景编排角色。

三、实践过程

（一）推治疗车

推车时双手扶住车把手两侧，躯干略向前倾，进病房时先停车，用手轻开门，再把车推至患者床旁。

（二）端治疗盘

四指和手掌拖住两侧盘底，拇指置于盘缘中部，双手不能触及盘的内缘，行走时保持治疗盘平稳。

（三）持病历夹

行走时肩部自然放松，上臂贴近躯干，病历夹正面向内，一手握住夹的前1/3，病历夹前部略上抬，另一手自然下垂；站立时一手握住病历夹中部，放于侧腰部，另一手自然下垂或摆动。翻阅病历夹时，右手拇指与食指从中间滑至边缘，向上轻轻翻开。

（四）搬放椅子

人侧立于椅子后面或侧面，双脚前后分开，双腿屈曲，一手将椅背夹于手臂与身体之间，握稳背撑，起身前行，另一手自然扶持椅背上段，拿起或放下时要保持轻巧，控制好力度。

1. 范例演示　教师首先对范例内容进行分析讲解与同学共同探讨设计沟通方案，按照行为礼仪要求，由其扮演护士，一位护生扮演患者，进行演示，详细讲解操作要领和注意事项。

2. 情景设计　清晨，护士推治疗车去 301 病房进行扫床，在走廊遇到患者，礼让患者先行，轻敲门后，开门进入病房，手持病历夹，核对床尾卡、患者（"301－2 床李洋女士您好，我是您的责任护士，为了保持床铺清洁，使您更加舒适，现在我要为您整理床单位，请你配合。"）移开床尾椅，端治疗盘与床旁桌上，取扫床刷套消毒小毛巾为患者扫床，整理床单位，感谢患者配合。确定患者无其他需要离开病房。

四、注意事项

1. 注意在沟通中语言的文明性、规范性、全面性。
2. 注意在与患者交谈过程中的仪表与表情。
3. 注意正确使用医学术语。

五、实践评价

护生在训练过程中是否按要求全部完成，角色扮演是否合理，表演是否流畅，能否体现出护士的举止美，训练中组员的精神面貌是否良好，态度是否热情，能否感受到人文关怀。

同步训练

1. 就座与离座的方位应遵循的原则是（　　）

    A. 随意进出　　　　　　B. 左进左出　　　　　　C. 左进右出

    D. 右进左出　　　　　　E. 右进右出

2. 正确的坐姿是在坐下时臀部应坐椅面的（　　）

    A. 全部　　　　　　　　B. 1/3 ~ 2/3　　　　　　C. 1/3

    D. 1/2 ~ 2/3　　　　　　E. 3 ~ 4

3. 行走时，双臂的摆动幅度为（　　）

    A. 前摆约 30°，后摆约 30°

    B. 前摆约 35°，后摆约 15°

    C. 前摆约 15°，后摆约 30°

    D. 前摆约 60°，后摆约 30°

    E. 前摆约 35°，后摆约 35°

4. 上下楼梯时都应该（　　）

    A. 靠左侧上　　　　　　B. 右上右下　　　　　　C. 右上左下

    D. 左上右下　　　　　　E. 左上左下

5. 以下哪项不是蹲姿应避免的问题（　　）

    A. 面向他人下蹲　　　　B. 距人过近　　　　　　C. 背对他人下蹲

    D. 双腿平行分开下蹲　　E. 侧身下蹲

6. 护士在推治疗车时，其重心应当集中于（　　）

    A. 脚　　　　　　　　　B. 下肢　　　　　　　　C. 腰

    D. 前臂　　　　　　　　E. 手

7. 在推治疗车行进的过程中，下列哪项不正确（　　）

    A. 抬头、挺胸、直背　　B. 步伐均匀，匀速行进

    C. 避免用手拽着车走　　D. 进门时不可用车将门撞开

    E. 推车在走廊与患者相遇时，应推车先行

8. 护士在端治疗盘时，正确的描述是（　　）

    A. 肘关节呈 90°，离开躯干

    B. 四指和拇指握住盘的边缘

    C. 双手拇指不能触及盘的内面

    D. 盘内缘应贴近躯干

    E. 持盘时靠手用力托起

9. 护士在持治疗盘时，下列哪项描述不妥（　　）

A. 要求做到节力、平稳、姿势优美

B. 四指和手掌拖住两侧盘底

C. 端治疗盘行走中遇到患者，应让患者先行

D. 持盘时前臂同上臂及手一起用力

E. 端治疗盘时应该用盘边缘将门轻轻推开

10. 护士在搬动椅子时，应注意（　　）

A. 搬起或放下时要用力

B. 搬动椅子时，人正立于椅前

C. 双脚并拢，弯腰将椅子搬起

D. 双手握住椅面，将椅子搬起

E. 双脚前后分开，双腿屈曲，将椅背夹于手臂于身体间搬起

参考答案

1. B　　2. D　　3. B　　4. B　　5. E　　6. D　　7. E　　8. C　　9. E　　10. E

第五章 护理交往礼仪

 知识要点

> 掌握：会面与介绍礼仪、邀约与拜访礼仪、通联礼仪、护士涉外交往礼仪及医
> 护间交往礼仪。
>
> 熟悉：文化场所礼仪、餐饮礼仪、涉外交往礼仪的基本规范及护士与其他人员
> 间交往礼仪。
>
> 了解：馈赠礼仪、涉外交往礼仪的通则。

第一节 基本交往礼仪

交往礼仪是指人们在日常生活、工作和交往中所遵循的行为规范。护士，作为护理对象的服务者，在工作中不可避免地要与各种各样的人交往，所以护士学习基本交往礼仪常识是十分必要的，不仅有助于护士进行社会交往，也有助于在护理工作中建立良好的人际关系。

一、会面与介绍礼仪

会面又叫见面，在日常人际交往中，双方见面包括彼此称呼、介绍、致意、握手、名片使用等环节。

（一）称呼礼仪

称呼，是指人们在日常交往应酬中，所采用的彼此之间的称谓语。得体的称呼既能表达对对方的尊重，又能反映自身良好的修养。

1. 使用原则 首先，称呼要遵守常规。即称呼要符合民族、文化、传统和风俗习惯。其次，称呼要讲究场合，在不同场合应使用不同的称呼。再次，称呼要考虑入乡随俗，习俗不同，称呼往往也不一样。最后，称呼要考虑尊重个人习惯，使用称呼时，要根据对方的年龄、职业、地位、身份及与自己关系的亲疏选择恰当的称呼。

2. 常用方式 在一般的社交场合，使用的常规性称呼有五种：①职衔称呼。对国

家干部或有明确官衔的人士，交往双方通常都热衷于职衔称呼。如：赵校长、张主任等。②专业技术职称称呼。如：王教授、马会计师等。③职业称呼。如：刘医生、郑警官等。④广泛尊称。就是对社会各界人士在较为广泛的社交中都可以使用的称呼。如称呼成年男性或身份较高的知识女性为先生，如：宋庆龄先生；称呼已婚女性为夫人、太太或女士；称呼未婚女性为小姐；对不了解婚姻状况的女性可泛称为小姐或女士。⑤其他在人际交往中比较常用的称呼。亲属之间的各种爱称或昵称，如：老爸、老妈。在关系较为密切的人们之间，使用类似亲属关系的称呼，可以给人以亲切、热情、敬重之感。如称年长的女性为阿姨，年长的男性为叔叔等。

3. 注意事项　①在两人以上交谈的场合，要注意主从关系。称呼顺序，一般为先上后下，先长后幼，先女后男。②在外国，对政府部长级以上的官方人士，一般称阁下。如：某部长阁下，某总理阁下。③避免不恰当的称呼。如：无称呼、替代性称呼、容易引起误会的称呼、不适当的简称、地方性称呼等。

（二）介绍礼仪

所谓介绍，就是说明情况，使交往对象之间彼此了解。介绍是日常人际交往中的重要环节，它是人与人开始交往的起点。介绍在人际交往中起到三方面作用：①缩短人与人之间的心理距离；②帮助人们扩大社交网络，加快彼此间的了解；③消除不必要的误会。

在社交场合中，介绍分为两个基本类型：一是介绍自己，即自我介绍；二是介绍他人，即替他人做介绍。

 课堂互动

来到学校的第一次班会上，老师请每位同学做自我介绍，想一想：大家是如何介绍的？

1. 自我介绍　自我介绍就是把自己介绍给他人，自己向他人说明自己的情况。

（1）自我介绍形式　一般来说，自我介绍根据介绍内容的不同，可以分为以下五种形式：①应酬式，适用于某些公共场合和一般社交场合，是最简洁的自我介绍方式，只介绍姓名即可，不涉及其他的个人情况。如："您好，我叫李某。"②工作式，适用于公务往来。介绍内容包括姓名、单位或部门、职务或从事的具体工作三项，又称为工作式自我介绍"三要素"。如："您好，我叫杨某，是某医学院附属医院护理部主任。"③交流式，适用于需要进一步沟通和交流，希望对方认识自己、了解自己、与自己建立联系的自我介绍。介绍内容包括姓名、工作单位、籍贯、学历、兴趣与交往对象的关系等。不一定面面俱到，应视具体情况而定。如："您好，我是李梅，现在在广告公司当财务部总监，我和您先生是大学同学。"④礼仪式，适用于讲座、报告、演出、庆典仪式等正式而隆重的场合。介绍内容除了姓名、单位、职务外，还应根据具体情况增加介绍内容，以表示对交往对象的友好和敬意。如："各位来宾，大家好！我叫王丽，是某医院的护理部主任，我代表本院全体护理人员热烈欢迎各位领导、专家和来宾莅临指导，谢谢大家的支持。"⑤问答式，适用于应试、应聘和公务交往场合。针对对方提出的问题，做出自己的回答。如，问："请介绍一下您的基本情况。"答："您好，我叫张媛，是某学校护理专业应届大专毕业生，现年18岁，山西太原人，共产党员，我非常热爱护理这份职业，在校期间担任过班长，多次被评为三好学生，曾取得全国护理技能竞赛第二名，多次获得奖学金。"

（2）自我介绍分寸 进行自我介绍时，要做到恰到好处，不失分寸。一是把握时机。进行自我介绍最好选择对方有兴趣、有时间、情绪好、干扰少时。二是注意时间。要求介绍的语言简洁明了，尽可能地节省时间，无特殊情况最好不要长于1分钟。三是内容真实。介绍时所表述的内容要实事求是，不可自吹自擂、夸大其词。四是仪态合体。介绍时态度应大方、友善、亲切、自然，善用肢体语言。五是注重细节。进行自我介绍时，应先向对方点头致意，得到回应后再向对方介绍自己，介绍完毕应向对方示意致谢。

2. 介绍他人 介绍他人又叫替他人做介绍，即在人际交往中自己作为第三者替互不相识的双方作介绍。

（1）介绍形式 在为他人介绍时，根据交往的具体场合、情景和交往目的不同有所侧重。常见的形式有以下六种：①标准式，适用于正式场合。介绍内容以双方的姓名、单位、职务为主。②推荐式，适用于正式场合。多是介绍者有备而来，有意要将某人举荐给某人，通常会对前者的优点加以重点介绍。③礼仪式，适用于正式场合，是一种最为正规的他人介绍。介绍略同于标准式，但语言、表达、称呼上都更为礼貌、谦恭。④简介式，适用于一般的社交场合。仅介绍双方姓名，也可以只提双方姓氏。⑤强调式，适用于各种社交场合。其内容除被介绍者的姓名外，往往强调其中某位被介绍者与介绍者之间的特殊关系，以便引起另一位被介绍者的重视。⑥引见式，适用于普通的社交场合。介绍者只需将介绍者引导到一起，而不需表达实质性内容。

（2）介绍顺序 正式场合为他人介绍时，必须遵守"尊者优先了解情况"规则。其顺序是：先向长者介绍年轻人，先向女士介绍男士，先向身份高者介绍身份低者，先向主人介绍客人，先向已婚者介绍未婚者，先向早到者介绍晚到者，先向同事介绍家人。如："王某，请允许我介绍一下，这位是刘某。"在这里，前一个王某即为尊者，后一个刘某则是被介绍的对象。

（3）介绍要求 介绍人作介绍时，应该使用敬语，对被介绍者的称谓要求具体。在作具体介绍时，手势动作应文雅，无论介绍哪一方，都应胳膊略外展，手心朝上，四指并拢，拇指略分开，指向被介绍一方，并面带微笑，眼神要随手势投向被介绍对象，切忌用手指指来指去或眼手不协调，显得心不在焉。作为被介绍者，应当表现出结识对方的热情。被介绍时，双目应该注视前方，身体略前倾，并以微笑、握手或致意等方式予以回应，以示礼貌。

3. 集体介绍 集体介绍，是介绍他人的一种特殊形式，指介绍者在为他人作介绍时，被介绍者一方或双方不止一人，甚至是许多人。集体介绍一般可分两种情况：一是为一人和多人作介绍，介绍时应先介绍前者；二是为多人和多人作介绍，介绍时通常先介绍双方之中地位较低的集体。在介绍各方人员时，应由地位高者开始，并依次进行。

（三）致意与握手礼仪

人们在社会交往中，见面时要相互行礼，以表达彼此间的关怀、问候、友好和敬意。最常用的见面礼仪有两种，即致意和握手。

1. 致意礼仪　致意就是我们通常所说的打招呼。在日常的社会交往中，人们往往通过打招呼，传递彼此之间的问候之意。不管是新朋还是旧友，见面时相互致意，既是对对方的尊重和友善，又是彼此愿意继续交往的表示。

（1）致意方式　包括举手致意、脱帽致意、点头致意、微笑致意和欠身致意（图5-1）。

（2）致意礼则　一般情况下，致意的基本规则是男士应当先向女士致意，年轻者应当先向年长者致意，下级应当先向上级致意。

2. 握手礼仪　握手是人们最常见的一种礼节，最早流行于欧美，现已遍及世界各地。（图5-2）

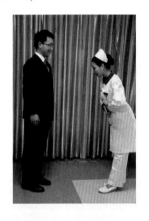

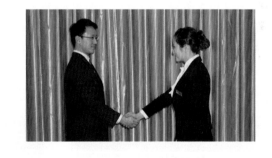

图5-1　致意　　　　　　　　　　图5-2　握手

（1）握手时机　握手要注意时机，即时间、场合、对象的选择。适合握手的场合：①被介绍相识时；②故友重逢时；③对别人表示祝贺时；④对对方给予安慰和问候时。不适合握手的场合：①对方没有握手之习惯或风俗时；②对方当时不方便握手时；③自己手部患有疾病或创伤时。

（2）握手姿势　在社交场合，握手的姿势应是面向对方而立，头部微低，上体微微前倾约15°角，右手手掌与地面垂直，拇指与其他四指分开成45°角，四指并拢，掌心微凹，手掌和手指全面接触对方的手，稍稍用力一握，握手的时间一般持续1~3秒。在隆重场合或者关系亲密者间，所用的力度可稍许大一些，并上下轻摇几下，但时间不宜过长。

有时候为了表示对对方加倍的亲切和尊敬，可以同时伸出双手，先以右手握住对方右手后，再以左手握住对方右手的手背。这种方式适用于亲朋故友之间。

❖**知识链接**

握手礼仪的由来

在中世纪欧洲两国交战期间，骑士们都穿盔甲，除两只眼睛外，全身都包裹在铁甲里，随时准备冲向敌人。如果表示友好，互相走近时就脱去右手的甲套，伸出右手，表示没有武器，互相握手言好。后来，这种友好的表示方式流传到民间，就成了握手礼。当今行握手礼也都是不戴手套，朋友或互不相识的人初识、再见时，先脱去手套，才能施握手礼，以示对对方尊重。

另一种说法，握手礼源于刀耕火种的原始时代。当时，人们在狩猎或战争中，手上都拿着石块或棍棒等防卫武器，倘若途中遇到陌生人，如大家都无恶意，就放下手中的武器，并伸出手掌，让对方抚摸手心，表示手中没有武器，后来，这种礼俗就演变成今天的握手礼。

（3）**握手基本礼则** 一般而言，伸手的次序是"尊者为先"，即应由主人、女士、长辈、身份或职位高者先伸手，客人、男士、晚辈、身份或职位低者方可与之相握（图5-3）。

（4）**握手注意事项** ①人际距离：握手时彼此之间的最佳距离为1米左右。②握手力度：握力2公斤左右。在与异性及初次相识者握手时，用力不可过大、过猛。③右手相握：以右为尊是大多数人的习惯，如果右手有特殊情况必须换左手，则应道歉声明，以免产生误会。④平等握手：一般情况下应该脱掉手套握手，但地位高的女性或者军人可以戴手套与他人握手。⑤站立相握：行握手礼时应站立，眼睛注视对方，面带微笑，开口问候，亲切自然，但长辈可以坐着与人握手。⑥医护人员握手：一般情况下，医护人员在工作中严禁与他人握手，但与患者做身体语言沟通时可谨慎使用（图5-4）。

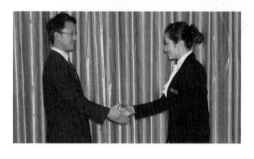

图5-3 伸手

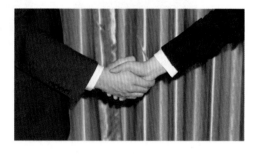

图5-4 握手力度

（四）名片礼仪

名片是一种经过精心设计，能表示自己身份、便于人际交往和执行任务的卡片，是交际场合个人身份的介绍信，是当代社会人际交往中一种经济而实用的介绍性媒介。

在人际交往时，相互交换、递送和接受名片都有一定的规则。一般情况下，名片递送的顺序应是：男士先向女士递送名片；晚辈先向长辈递送名片；职务低者先向职务高者递送名片。在不了解对方身份地位时，应先把自己的名片递上。在与多人递送名片时，应注意由尊而卑，由近而远，依次进行。递送名片时，用双手的拇指和食指分别持名片上端的两角，眼睛正视对方。接受名片时亦要专心致志，目光迎向对方，双手捧接。如果不方便双手递接时，也要用右手。接过名片一定要看，一是表示对对方的重视，二是可以了解对方身份。对所接受的名片，要认真收藏，一般应放在上衣口袋或手袋里，切不可接到名片后连看也不看一眼就丢弃在桌面或者是随手装入衣裤口袋内（图5-5、图5-6）。

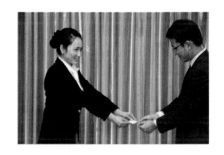

图5-5　递送名片

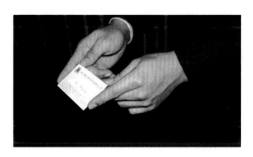

图5-6　握持名片

二、邀约与拜访礼仪

社交活动中，邀请与约会是人际交往的常见形式，掌握邀请和约会的有关礼仪知识，能够促进交往双方之间的了解，协调人际关系，增进彼此情感。

（一）邀约礼仪

邀请与约会是见面前的商定。通过约定，一方面体现了交往中的礼仪风范，另一方面也可以使双方都有所准备。约见长者，应到对方家登门拜访；约见同事朋友可根据情况在某一方的家里，也可以在外边的茶馆、咖啡厅、餐馆或其他场所；约见商业谈判的对手，则一般不在家里，要在单位、客人下榻的宾馆或餐厅、咖啡厅等场所。

邀请和约会的方式，有口头方式和书面方式两种。应根据内容和具体情况选取适合的方式。

1. 书面邀约　通常比较庄重、盛大的活动一般都用正式的书面邀请书，也叫请柬。邀请书可以邮送，也可派人递送，对尊长应当由东道主亲自送到被邀请人的手中。

请柬是专为邀约客人而发的书面通知。为表现邀约态度的郑重，请柬的选择应力求精致，颜色通常为红色，或其他高雅喜庆的颜色，但在民间忌讳用黄色和黑色。书写请柬时，其封面格式和内文格式要符合礼仪规范，文字内容要准确简明，措辞文雅。在递送请柬时要注意不宜过早或过晚，免得对方忘记或措手不及。

2. 口头邀约　通常普通性事务多采用口头邀约。口头邀约，可以当面邀约，也可以电话口头邀约或托带口信邀约。

口头邀约形式简单、方便，在日常交往中经常使用。口头邀约时，语言要明确，态度要认真，避免含糊其辞，以免给对方以没有诚意或客套之感。如果距约会期限较长，应在临近约期时再次当面或电话复约，以免对方忘记。

（二）拜访礼仪

如果邀约的地点是在某一方的家中，那么赴约即为拜访。拜访是一种常规的社交形式，拜访的礼仪要求包括为客礼仪和待客礼仪。

1. 为客礼仪 去亲朋好友家做客，要遵守一定的礼仪规范，其基本原则是客随主便。具体要求有以下三点：

（1）有约在先 当拜访他人时，一定要提前约定，不要做不速之客。约定内容有：①约定时间：包括到达的时间和拜访离去的时间；②约定地点；③约定人数；④约定主题：不管是因公还是因私，拜访如能事先约定话题，可以给对方准备的时间。

（2）上门守礼 登门拜访过程中，应该做到：①抵达前预先告知；②准时抵达；③见面问候致意：一般来说，需问候的人包括所拜访的对象、对方的家人和当时对方家里在访的客人；④遵循对方的要求，如：脱掉外套，更换拖鞋等；⑤按对方指定的地点就座，不可随意在室内走动。

（3）告辞有礼 当拜访结束，告辞时应注意：①适时告退：所谓适时，是指要按约定的时间告退。如果没有约定时间，常规的拜访时间是半小时到一个小时，如果其间主人有急事，亦应就此告退；②告别时要向在场的人致意问候；③如果归程较远或是在晚上，到家后要向对方报个平安。在国际交往中，到外国朋友家做客，告辞回家后，若能打电话或写信，对对方的盛情款待表示感谢，将会更显礼仪、修养。

2. 待客礼仪 待客礼仪的基本原则是主随客便，即主人的所思所想、所作所为要考虑客人的感受，尊重客人的选择。具体而言，在招待客人时，在礼仪上要注意三点：

（1）精心准备 在待客之前，要提前做好必要的安排。如：室内外卫生、待客场所布置、点心茶饮准备，必要时交通工具的安排等。

（2）体贴周到 待客礼节的周全体现在迎来送往的每一个环节。重要客人、远道而来的客人抵达的时候要迎候，即便是熟识的朋友，也要在电梯口或门口迎接。客人到来时要施礼问候，并把客人介绍给周边的人，如家人及其他在场的朋友。当客人告别时，主人应送到门口或电梯口。如果是远道而来，应送到车站、码头，并向之告别。

（3）把握分寸 在待客时应做到既热情大方，又不为过。不管是新朋还是旧友，待客态度都须专心致志，表里如一。

三、文化场所礼仪

（一）图书馆阅览室礼仪

图书馆、阅览室是公共学习场所，是学术文化的传播地，进入这类场所应当注意：①配合管理人员工作，遵守社会公德和图书馆的各项规章制度，积极维护图书馆的正常秩序。②衣着整洁，不宜穿背心、内衣和拖鞋入内。③保持安静，人多时要按次序进入，不多占座位。入座时移动椅子要轻挪轻放，不要发出声音。阅览时翻书页要轻。④保持清洁，不要吃有声响或带有果壳的食物，不吸烟、不随地吐痰。⑤爱护图书，不折叠、污损，不乱涂、乱画，更不能撕书页。检索卡片时，用力要轻缓，不要弄坏、弄丢或用笔在卡片上涂抹画线。去书架上找书时，要轻取轻放，看完后，要放回指定位置。

（二）影剧院礼仪

影剧院是人们享受艺术和娱乐的地方，也是重要的社交场所，因此，在艺术享受的同时，应展现良好的礼仪风范：①提前入座：到影剧院观看电影和演出时应提前到场，对号入座。如果迟到，则应请服务人员引领悄悄入座。穿过他人座位时姿势要低，脚步要轻，不要影响他人观看。对起身为自己让座的同排观众要致歉、致谢。②遵守场内规则：应自觉遵守场内规则，不吃有声响的食物，不随地吐痰，不乱扔杂物。观看影剧应脱帽，以免挡住后排观众视线。观看时坐姿要稳，不要左右晃动，双腿抖动，更不要脱掉鞋子，影响他人观看。③热情鼓掌：观看演出应尊重演员的艺术劳动，每个节目演完，应鼓掌致谢。特别需要注意的是，演员表演万一出现失误，要给予谅解，不要喝倒彩。④不随便退场：演出或影片放映中，没有特殊情况不应随便退场。不得已退场时，离座动作要轻，身姿要低，不要站在过道或剧场门口。

（三）体育场馆礼仪

体育场馆是人们观看各种比赛的场所，观众往往在高潮迭起的比赛过程中情感极其投入。在激动人心的时刻，更须遵守礼仪规范。①等待比赛：入场应提前，并尽快坐到观众席上等待比赛。不要大声喧哗，高声喊叫。如组织拉拉队，可统一着装，并指定专人统一指挥，以确保赛场秩序。②一视同仁：观看比赛应对比赛双方一视同仁，持公正态度。国际比赛中，要注意国际影响和民族尊严。③自尊自重：应礼貌地对待运动员的比赛表演，对偶尔失误的运动员要谅解，鼓励他们，不可当场扔东西，出言不逊，发泄自己的不满。④支持裁判：瞬息万变的体育竞技，难免出现判断失误，不应对裁判起哄。⑤讲究卫生：要维护场内公共卫生，不随地吐痰，不乱扔果皮果核及包装袋。⑥文明退场：退场时不要拥挤，出场后自行疏散，不要围堵，造成秩序混乱。

四、通联礼仪

（一）电话礼仪

在日常生活和社会交往中，电话已经成为人们不可或缺的通讯工具。使用电话，可以体现个人修养和处事风格。

1. **拨打电话礼仪**　拨打电话时应注意四点：①时间选择：一般来说，除紧急要事外，不宜在早上七点以前、晚上十点以后、三餐时间、午休以及节假日打电话。国际交往中，应注意时差。②通话时间：一般而言，打电话的整个时间不要超过三分钟，称为通话三分钟原则。若无重要的事情，打电话的基本礼则是长话短说，废话少说，没话别说。③通话内容：电话接通之后首先应问候对方"您好"，然后介绍自己的姓名、所属单位，说明打电话所为何事。挂电话之前，要有道别语。④通话语态：通话时，态度要得体，语气应平和，语调要亲切，音量要适中，声音要清晰，吐字要准确。如果通话时电话突然中断，拨打者要主动再拨并予以解释说明。

2. 接听电话礼仪　礼貌得体地接听电话，应注意以下四点：①接听及时：一般接听电话以铃响三声左右拿起电话最为适宜。②应答得体：接起电话时，首先向对方问好，然后要自报姓名，若是工作电话在接听时要报单位名称或部门名称，而录音电话通常是报本机电话号码。③必要时记录：记录时内容包括来电者姓名、单位、电话号码、是否需要回复、回复电话、回复时间、接听电话时间以及通话内容的要点，关键信息记录之后最好再向对方重复一遍以确保准确。④位高者先挂机：当通话结束时，通常是地位高的人先挂机。即和上级长辈通电话，上级长辈先挂；客人来电话时，客人先挂机；两人地位完全相似时，主叫先挂机（图5-7）。

3. 代接电话礼仪　在日常生活里，经常会为他人代接、代转电话，同样要注意：①热情相助：对方所找非己时，若被找人就在附近，应告知对方"请稍等"，然后立即去找。若被找人不在，可向其说明后，问对方是否需要代为转达。②尊重隐私：未经授权不要随意透露被找人相关信息。③记录准确。④转达及时。

4. 移动通讯礼仪　使用手机等移动通讯工具时，除了要遵守固定电话使用时的礼仪外，还要注意以下三点：①遵守公德：控制音量，不要干扰他人，如：上课、开会时，手机要改成震动或静音状态，必要时关机。进行重要谈话时可当面关机，以表示尊重。如需在公共场合使用手机，应侧身轻声讲话。②注意安全：在禁用手机的场合，不要拨打和接听手机。如：驾驶车辆时、医院里、飞机上等。③尊重隐私：手机号码属于个人专有，未经允许不能将手机号码转告他人，不要随便索要别人号码，不要任意查看别人手机上的信息，除非十分必要，否则不要随便借用他人手机（图5-8）。

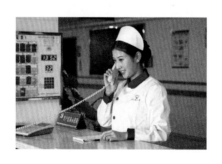

图5-7　电话礼仪

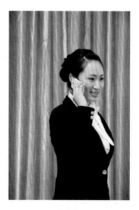

图5-8　移动通讯礼仪

（二）网络礼仪

网络礼仪是指在网络世界的交往中，以约定俗成的程序、方式来表示尊重对方的过程和手段。主要由问候礼仪、语言礼仪和交往礼仪三部分组成。问候礼仪，指人们在网上交谈中，问候及称呼对方时应遵守的规则；语言礼仪，指人们在网络交往中，语言表达应遵守的规则；交往礼仪，指人们在网络社会交往中，所采取某种交往方式时所遵守的规则。其基本要求有：①用词规范，即使用字词格式规范准确；②语言简洁，即用语简单明了，有效率地回复信息等；③表述清楚，即表达明确，条理清晰，避免阅读者因文字、表情符号、过度编辑等影响理解文意；④安全与隐私，即重视公共安全与个人隐私；⑤友善与尊重，即保持礼貌，展现友善，尊重他人，遵守公约与法律规范。

（三）电子邮件礼仪

在信息时代，电子邮件以其经济、快捷的特点成为信息沟通的重要工具。发送电子邮件时，应遵循两点礼仪规范：①认真撰写：做到主题明确，一般一个电子邮件只含一个主题，且最好在主题栏中加以注明。内容简练，调理清晰，文字流畅，用语文明，格式完整，保守秘密。②发送习惯：良好的发送习惯包括使用国际常用格式，尽量减小传送信息容量，注意邮件安全，避免感染病毒及滥发垃圾邮件，收到信件应及时回复。

（四）书信礼仪

同现代交际中所流行的手机短信、电子邮件等相比，书信作为实物更适宜收藏，并可以附加文字以外的情感信息。书信的书写，不管是信封还是信件内容，都有固定的格式。信封的书写自左上至右下，包括邮政编码、收信人地址姓名、寄件人地址、邮政编码等，并且这些内容都有其固定的位置。信件内容格式一般包括开头、正文、结束语和祝福语、落款几个部分。正确遵守书信书写格式，不仅是保证信件准确无误地送达收信人的必要条件，也是书信礼仪的要求。

五、餐饮礼仪

餐饮礼仪，一般来说，主要指的是人们以食物款待他人以及自己在餐饮活动之中，必须认真遵守的行为规范。

（一）中餐礼仪

中餐，是中式餐饮的简称。中餐礼仪的具体内容包括以下五点：

1. 用餐方式　根据用餐规模划分为：宴会、家宴和便餐；根据餐具的使用划分为：分餐式、公筷式、自助式和混餐式。

2. 时空选择　指吃中餐，特别是举办正式的中餐宴会时，必须注意时间和地点的选择。

3. 菜单安排　按照社交礼仪的规范，安排菜单主要涉及两个方面：①点菜礼则：懂得搭配之道，适度而不过量；②上菜次序：即冷盘、热炒、主菜、点心和汤、水果拼盘。

4. **席位排列** 在排列便餐的席位时，主要有五种方法可循：右高左低、中座为尊、面门为上、观景为佳、临墙为好。

5. **餐具使用** 中式餐饮的主要进餐工具是筷子，筷子的使用有诸多礼仪要求。餐间发筷子要一双双理顺，轻放在餐桌边，不能随手掷在桌上，也不能一根大头一根小头或一横一竖交叉摆放。使用筷子时，不能随意用筷子敲打杯盘碗碟，也不能拿着筷子在菜碟里翻来翻去，更不能在夹菜时在餐桌上乱挥动或用筷子去指点别人，不要用筷子穿刺菜肴或将筷子含在口中，更不应用筷子当牙签。需要用汤勺时，应先将筷子放下。在用餐途中如果因故需暂时离席，要把筷子轻轻放在餐碟边，表示你回来还要接着享用，如果把筷子放在饭碗上，就等于告诉服务员，你已经离席可以收碗了。

（二）西餐礼仪

西餐，是对西式饭菜的一种约定俗称的统称。西餐礼仪的具体内容包括以下几点：

1. **西餐菜序** ①正餐菜序：开胃菜（最常见的是冷盘，如蔬菜、水果、海鲜、肉食等）、面包、汤、主菜、点心、甜品、果品、热饮。②便餐菜序：开胃菜、汤、主菜、甜品、咖啡。

2. **西餐座次** 西餐座次的高低依距离主桌远近而定，右为高，左为低，桌数多时应摆放桌次牌。客人席位的高低，一是依据主人座位远近而定，右高左低，男女交叉；二是以女主人座位为准，主宾坐在女主人右首，主宾夫人坐在男主人右首；三是排列席位时，应按照面门为上，女士优先，恭敬主宾，以右为尊，距离定位，交叉排列的规则。

3. **西餐餐具**

（1）**刀叉** 是对餐刀、餐叉两种餐具的统称。

英国式：进餐时，始终右手持刀、左手持叉，一边切割，一边叉而食之，此种方式较为文雅。

美国式：先是右刀左叉，一口气把餐盘里的食物全部切割好，然后把右手里的餐刀斜放在餐盘前方，将左手中的餐叉换到右手里，再进餐。

（2）**餐匙** 也叫调羹。在西餐正餐里，一般会至少出现两把餐匙，其中较大的为汤匙，较小的为甜品匙，两者不可相互替代。

（3）**餐巾** 餐巾的使用：入座后打开餐巾铺放在两腿上（不是别在领口上），以防食物弄脏衣服，如果有事暂时离席时，应将餐巾折好放在自己所坐的椅面上。如果将餐巾放在桌上，则意味着自己已经吃好。餐巾内面可用来擦嘴，但不可用它擦桌子或擦餐具。餐巾的另外一种用途是用来作暗示标志：当女主人铺开餐巾时，意味着宴会开始；当女主人取起餐巾放到桌上时，则意味着宴请结束。

六、馈赠礼仪

馈赠，也叫赠送，是指为了向他人表达某种个人意愿，而将某种物品不求报偿地送给对方。人们互赠礼物，是人类社会生活中不可缺少的交往内容。

（一）馈赠六要素

通过赠送礼物，可以使交往双方感情得到交流，友谊得到发展。馈赠的六要素：即送给谁（who），为什么送（why），送什么（what），如何送（how），何时送（when），在什么场合送（where），又叫六"W"原则。

（二）选择礼品原则

选择礼品要遵循纪念性、对象性、独创性、便携性的原则。

（三）赠送礼品注意事项

赠送他人礼品时要注意：①精心包装；②表现大方；③认真说明。包括认真说明送礼的原因、表明自己的态度、说明礼品的寓意、说明礼品的用途等。

（四）鲜花礼仪

鲜花代表着友谊，象征着美好，在人们的日常交往中，已经成为不可或缺的一种时尚礼品并越来越受到人们的喜爱和接受。

1. **送花的形式**　作为礼品赠送的鲜花，常有以下几种形式：①花束：就是一支一支的花切下来扎成束。探亲访友、看望患者、恭贺新婚等适宜用花束。②盆花：盆花可以长时间地去养殖，所以对乔迁之喜或者是有养花喜好的老年人比较合适。③花篮：就是把鲜花做成花篮。比较隆重的场合道喜、道贺适宜送花篮。④花环。用鲜花编成环状。多在表演、迎宾活动中自我装饰用，也可赠人。赠送的对象多为贵宾或好友。

2. **适宜的鲜花**　在不同的场合，所适宜的鲜花也不尽相同。一般来说，结婚适合送颜色鲜艳、花香浓郁而富花语的鲜花，可增进浪漫气氛，表示甜蜜，如：百合、玫瑰、牡丹、月季等。生子则以色泽淡雅而富清香为宜，表示温暖、清新、伟大，如：剑兰花、康乃馨等。乔迁适合送稳重高贵的花木、盆栽、盆景，表示隆重之意。探病适合送剑兰、玫瑰、兰花，而避免送白、蓝、黄色或香味过浓的花。丧事适合用白玫瑰、白莲花或素花，象征惋惜、怀念之情。

第二节　涉外交往礼仪

涉外交往礼仪，是指在对外交往中，用以维护自身及本国形象，向交往对象表示尊敬与友好的约定俗成的、国际通用的习惯做法和礼节规范。

一、涉外交往礼仪的通则

所谓涉外交往礼仪的通则，是指人们在接触本国以外的人时，应该了解并遵守的有关国际交往惯例中的基本原则。

（一）维护形象通则

在国际交往活动中，个人言行不仅代表自身的形象，还代表着地区、民族乃至国家的形象。因此，要维护形象，应注重个人的仪容、表情、举止、服饰、谈吐、待人接物，做到着装得体，谈吐文明，举止优雅，待人接物符合礼仪规范。

（二）不卑不亢通则

在参与国际交往中，要时刻牢记国家和民族利益高于一切，忠实于祖国和人民，坚决维护国家主权和民族的尊严。对任何交往对象都要一视同仁、不卑不亢。

（三）不得纠正通则

在国际交往中，只要对方的所作所为不危及其生命安全，不违伦理道德，不触犯法律，不损害我方的国格人格，在原则上都不必予以干涉和纠正。

（四）求同存异通则

求同，就是要遵守礼仪的国际惯例，即重视礼仪的"共性"；存异，即对他国的礼仪不可一概否认，忽略礼仪的"个性"，并且在必要的时候，要了解和尊重交往对象所在国的礼仪与习俗。如中国人有拱手礼，日本人有鞠躬礼，韩国人有跪礼，泰国人有合十礼，阿拉伯人有按胸礼，欧美人有吻面礼、吻手礼、拥抱礼等，都属于礼节的"个性"。

（五）入乡随俗通则

俗即习俗，也称风俗习惯，是指因地域、种族、历史和文化的不同，各国、各地区、各民族沿袭的特殊的精神文化方面的传承，主要涉及衣、食、住、行以及交往等方面。在涉外交往中，对外国友人要表达尊敬、友好之意，首先就要尊重对方特有的习俗，这就是"入乡随俗"的原则。

（六）信守约定通则

信守约定，作为涉外礼仪交往的一个通则，是指在一切正式的国际交往中，都必须严格遵守、认真履行自己的所有承诺。一定做到"言必行"、"行必果"。在一切有关时间的正式约定之事，尤其要恪守不怠，做到"许诺必须慎重，承诺必须兑现。"

（七）女士优先通则

女士优先是国际社会交往中公认的礼仪通则之一。主要适用于成年异性交往过程中。其实质是要求男士在任何场合都要尊重女士、照顾女性、体谅女性，尽心尽力为女性服务。具体表现有：主动为女士开门、拉开座椅、接挂衣帽、请其先行等。

（八）以右为尊通则

所谓以右为尊，意思是在涉外交往中，一旦涉及位置的排列，原则上都讲究右尊左卑，右高左低。唯独在佩戴勋章时，勋章通常应该被佩戴于左侧的衣襟上。

二、涉外交往礼仪的基本规范

（一）涉外迎送礼仪

迎接、送别是涉外工作的始和终，在整个涉外活动中处于十分重要的位置。

1. 礼宾次序　在涉外交往中，有时面对的外宾不止一位，或不是来自同一个国家和地区，这就存在着礼宾次序问题。通常说的礼宾次序，有几种情况：第一，按外宾的身份和职务的高低顺序排列；第二，按照参加国国名的字母顺序排列；第三，按派遣国通知代表团组成的日期顺序排列。礼宾顺序的排列应体现东道国对各国来宾的礼貌和尊重，因此，不管国家的大小、强弱和贫富差距，都应给予同等尊重、同等相待。

2. 接待规格　迎送外宾，要根据具体情况确定好接待规格。按照国际惯例选派同外宾或外宾团体负责人身份相当、地位相当的我方人士，负责迎接外宾的工作。具体迎接方式、规格，要根据当时的政治气候和外宾的身份、地位等情况而定。总之，国际拜访尽可能主宾身份相当，不宜相差太大，以示对对方的尊重。当特殊情况当事人不能出席时，应该向来访者做出解释。

3. 迎送程序　国际交往中，迎送礼仪非常注重迎送程序。一般包括介绍、献花、陪车等。

（1）介绍　与来宾见面时，首先进行的便是主宾相互介绍。通常先将主人介绍给来宾，职位从高至低介绍。可由礼宾交际工作人员、接待翻译或迎接人员中职位最高者介绍，有时也可作自我介绍。

（2）献花　献花一般使用于国际交往中礼遇较高的外宾，如：国家领导人等。献花一般可用鲜花或由鲜花扎成的花束，注意花束要整洁、鲜艳，一般国际交往中忌用菊花、杜鹃花、石竹花以及其他黄颜色的花。献花一般在主要领导人与客人相互握手之后，由儿童或女青年献花，同时向来宾行礼。国际交往中如果迎接普通外宾，则不需献花。

（3）陪车　在国际迎送接待中，一般都要安排有关人员陪同乘车。上车时，客人要从右侧门上车，主人从左侧门上车以示对来宾的尊重；陪车时，主人与客人的座次仍然按照"右为尊"的通则安排座次。如果客人已经先上车并坐了主人的位置，则不宜再请客人离开。

4. 注意事项　迎送贵宾时，应该提前在机场或其他候车场所安排好贵宾休息室，准备好茶饮等候；客人的住宿、膳食也应事先预定好；客人抵达住所后，应留给来宾充分的时间整理，之后再展开其他活动；事先指派专人协助办理出入境手续及机、车、船等票务和行李提取或托运手续等事宜；接待人员对接待过程中的礼仪规格应该有清楚的了解，诸如国旗的悬挂、会场的布置，会谈签字仪式中的礼节性、技术性问题，座次的安排、出席人员、合影留念等细节都不可疏忽，要自始至终依礼而行。

在接待过程中，接待人员不仅要掌握好国际交往的一般性礼仪规范，还要尊重来访外宾的国家、民族所特有的风俗和习惯，使外宾到我国后有"宾至如归"的感觉，让他们充分感受到中国人民的友好热情。

（二）涉外餐桌礼仪

以东道主的身份款待外宾时，要对餐饮礼仪有足够的了解，需从以下方面予以注意：

1. **确定宴请菜单** 不宜宴请外宾的菜肴主要有下列几类：①触犯个人禁忌的菜肴：对此一定要在宴请外宾之前有所了解。在宴请多名外宾时，争取能对每个人的个人禁忌都有所了解。②触犯民族习惯的菜肴：如美国人不吃羊肉和大蒜；俄罗斯人不吃海参、海蜇、墨鱼、木耳；英国人不吃狗肉和动物的头、爪；法国人不吃无鳞鱼；德国人不吃核桃；日本人不吃皮蛋等。③触犯宗教信仰禁忌的菜肴：如穆斯林忌食猪肉、忌饮酒；印度教徒忌食牛肉；犹太教徒忌食动物蹄筋和所谓"奇形怪状"的动物等。在所有的饮食禁忌之中，宗教方面的禁忌最为严格，而且绝对不容许有丝毫违犯，需小心谨慎。

2. **选择就餐方式** 世界上主要存在三种就餐方式：一是用筷子就餐；二是用刀叉就餐；三是用右手直接就餐。

3. **排定宾主座次** 通行的宴会座次排列方法一般有："居中为上"、"以右为尊"、"以远为上"和"临台为上"四种。

4. **就餐举止禁忌** 餐桌礼仪中，涉外就餐举止的禁忌有：①用餐时口中或体内发出声响；②用餐时整理自己的衣饰或是化妆、补妆；③用餐时间吸烟；④再三规劝他人饮酒，甚至起身向别人灌酒；⑤用自己的餐具为别人夹菜、盛汤或是选取其他食物；⑥乱挑、翻捡菜肴或其他食物；⑦用餐具时对着别人指点，或是用餐具相互敲打；⑧直接用手取用；⑨毫无遮掩地当众剔牙；⑩随口乱吐嘴里不宜下咽之物。

（三）涉外馈赠礼仪

礼尚往来也是国际上通行的社交方式，馈赠礼品是向对方表达心意的物质表现。在涉外交往中，为了向宾客表示恭贺、感谢或慰问，常常需要赠送礼物，以增进友谊和合作。

与中国人之间馈赠不同，涉外馈赠有一些约定俗成的基本规则需要注意。外国人在送礼及收礼时，很少有谦卑之词，过多使用谦语，常被外国人认为是无理的行为，会使送礼者不愉快或者难堪。当接受宾朋的礼品时，绝大多数国家的人是用双手接过礼品，并向对方致谢。送礼的花费不宜太大，礼品也不必太贵重。所送礼品要用包装纸精心包装，送礼要公开大方，把礼品随手丢在某个角落然后离开是不合适的。而在涉外交往中，拒绝收礼一般是不妥的。另外，在送礼时应了解各国礼仪文化、风俗习惯，以便能投其所好，避其不讳。

三、护士涉外交往礼仪

改革开放以来，我国的护理工作逐渐与国际接轨，护理工作者走出去、请进来的交往方式已成为今天发展护理事业的一项重要举措。护士诚恳、谦让、和善、彬彬有礼的态度，不仅可以赢得外宾的尊敬和信任，更有利于涉外护理工作的开展。

（一）入院接待

当接到外籍患者住院的通知时，责任护士要在病区门口迎接，这是不可忽视的礼节，这样易使患者及家属在抵达病房时心情愉快。对来者送上一个他所熟悉的问候，会令外宾倍感亲切，使即将开始的医疗护理活动有一个良好的开端。这不仅体现了对患者及其所在国文化的尊重，而且有助于建立起医院与患者间良好的信任。

（二）主动介绍

无论自我介绍或为他人介绍，都要主动、自然。首先要主动讲清自己的姓名，外宾随后会自我介绍。介绍其他人时，要有礼貌地以手示意，而不要用手指点别人。

（三）非语言沟通

护士与外籍患者沟通时要消除语言障碍，经常会用到肢体语言、触摸及空间效应这些非语言沟通技巧，因为非语言所表达的信息更接近事实。肢体语言，如手势、姿势、身体运动、面部表情和眼睛等对维持交流、指导患者学习某项操作很有帮助；触摸，如握手、搀扶可使患者感受到护士对他的关怀，但同时应注意考虑性别、年龄等因素，否则会产生不良影响；正确运用空间效应，如进行护理操作时，和患者的距离可较近，常在50cm以内，作解释工作时，以保持50～120cm的距离为宜。

（四）尊重隐私

在涉外交往中，尊重隐私与否，已被公认为一个在待人接物方面有无个人教养的基本标志。护士在护理外籍患者时，应做到"六不问"。即不问收入，不问工作，不问家庭住址，不问个人经历，不问信仰，不问婚姻。

（五）热情有度

护士对待外籍患者应热情，但须把握好度。热情有度之中的"度"，具体体现在要做到：关心有度、批评有度、交往有度三个方面。

（六）尊重不同的价值观与习俗

涉外文化护理中，除了提高自己与不同地域或不同知识结构患者的沟通能力和沟通技巧外，还要学习和尊重患者不同的价值观与习俗。如在称呼方面，西方老年人非常忌讳在称呼中有"老"字。还有西方人非常重视自理能力的培养，即使在患病期间也希望自己能够照顾自己。因此，护士在与患者沟通时，要根据患者不同的文化背景和价值观采取不同的照顾方式。

第三节　护士交往礼仪

护士的人际交往主要是指医疗护理工作中同护理有直接联系的人与人之间的交往，主要包括护患、医护、护护以及护士与医院内其他工作人员的交际和沟通。处理好护士与各方面人员的关系，对于提高护理质量、改善服务态度、更好的发挥医院的功能，以及增强护理队伍内部的凝聚力都有着积极的作用。

一、护患间交往礼仪

详见第十章。

二、医护间交往礼仪

护士与医生是工作上的合作伙伴，既相互独立，又相互补充、协调，共同组成了医疗护理集体。虽然职责分工不同，医生侧重于对服务对象疾病的诊断和治疗，护士侧重于对服务对象身心护理问题的诊断和处理。但是，护士与医生在工作中的交往极为密切，共同为患者解决复杂的健康问题。因此，正确处理医护间的关系，建立相互融洽的医护合作尤为重要。

（一）取得医生对护理工作配合的礼仪

1. **把握交往机会**　要利用各种机会，比如科室会议、交班会、学习讨论会、个别交谈等形式，向医生介绍护理技术的新进展和发展趋势，结合本科室的实际情况，开展科研、技术、管理方面的工作，可随时征求医生的意见，必要时邀请医生参与，使全体医护人员都融合在一个集体当中。

2. **注重交往艺术**　如在工作中出现医生和护士配合出现分歧，要冷静分析原因，主动及时与医生沟通，注意沟通的场合、态度和交往艺术。

3. **树立良好形象**　要取得医生对护士工作的支持和配合，最主要的还是护士树立良好的自身形象，这是处理医护关系的基础。护士在工作中彬彬有礼、善待他人、虚心好学、业务过硬，必然会赢得医生的信任与尊重。

（二）向医生报告病情时的礼仪

向医生报告病情的原则，要按轻重缓急、先后有序如实汇报，不加自己的观点，不批评别人的看法，所报告的内容要简明扼要、重点突出，尽量达到说明情况、及时解决的目的，又不耽误医生的时间。当医生在病房里与患者家属交谈时，汇报情况应注意无负面影响，必要时请医生到室外再做说明。

（三）询问医嘱时的礼仪

1. **注意时间场合**　如果对医生的医嘱有疑问或字迹不清楚等认为必须问清楚时，

应在没有患者和家属的情况下，轻声提出问题。以维护医生在患者中的权威性。

2. **注意表达方式**　不要在众多医护人员或家属面前大声询问医生的疑问，更不宜用责问的口气向医生追问，而应以询问的方式交谈，这样既体现对医生的尊重，也解决了在执行医嘱中遇到的实际问题。不要把主观意见及感情色彩带到言语中，不能用讽刺、挖苦的语言对待医生，往往会导致双方都不高兴。在询问过程中可以善意提出一些建议，会使医生对护士的提醒充满感谢。

（四）参加病案讨论时的礼仪

以积极的态度参加病案讨论，参加病案讨论之前，要熟悉患者的病历，了解病情变化及各检查项目指标，掌握患者目前的状况和体征，并查阅相关资料。在讨论中积极发言，系统、全面、重点介绍有关病情观察及护理情况，表现出护理专业的技术性、科学性和相对独立性。在医生或其他护士发言时，即使有不同的意见或者是有疑问，也不要随意打断对方的发言。

（五）医生查房与护理操作冲突时的礼仪

医生正在查房时，如护士要对患者进行常规护理操作，不要打扰医生查房，而应暂时等候一旁或征得医生同意后方可进行。如果发生冲突，切忌认为自己的工作最重要，实际上患者最为重要。

三、护际间交往礼仪

护际交往是指护士与护士之间的交往和沟通。护士之间交往的状况不仅影响相互的感情，而且对各项护理工作的顺利进行有直接影响。护理集体内部的沟通应以相互理解、尊重、友爱、帮助和协作为基本前提（图5-9）。

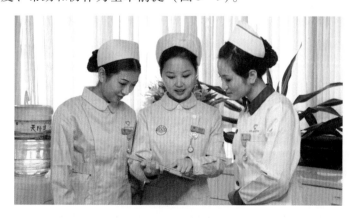

图5-9　护际间交往礼仪

1. **护士长与护士间的交往礼仪**　在护士长与护士的沟通中，应注意相互的交流和信息的传递。作为护士长，首先要严于律己，平等待人，对待下级护士要"多用情，少用权"，处处以身作则，做出表率，主动关心同事，虚心听取群众意见，合理分配任务并适时进行协调。而作为普通护士，也要体谅护士长的难处，尊重领导，主动配合护士长的各项管理工作，主动为领导排忧解难。如有意见和困难，应通过正常渠道向护士长反映，以取得护士长的理解和支持。

2. 新老护士间的交往礼仪　在新老护士的交往中，新护士知识结构较新，但经验相对不足，要虚心向年长护士多请教学习，接受她们的指导和分配的工作，遇事多征求她们的意见。而年长护士要帮助年轻护士掌握正确的护理方法和操作技能，在实践中耐心地指导，以形成彼此尊重、团结和谐的人际关系。

3. 护理团队中的交往礼仪　在思考问题和语言沟通中要以大局为重，从大处着眼，遇人遇事不要考虑个人和眼前利益而置整个护理集体的团结和荣辱于不顾，要做到不利于团结的话不说、不利于团结的事不做。

四、护士与其他人员间交往礼仪

（一）护士与患者家属交往礼仪

1. 接待患者家属　首先，要热情接待患者家属，耐心听取他们的要求，根据患者病情需要和医院陪伴制度的规定，决定是否留其陪伴。对于留院陪伴的家属主动帮助解决住宿问题。对于不需要留院陪伴的家属，应做好解释工作。并请家属放心。切忌简单粗暴说句"不行"就了事。其次，对初次来院探望的患者家属，要注意礼貌，热情接待、主动询问探视患者的姓名、性别、年龄、入院时间等，如时间允许可引导家属去病房，并交代注意事项。

2. 介绍病情　在遵循保护性医疗原则的前提下，主动向患者家属介绍病情和护理方案，表明护理人员的关心和负责，希望取得患者及其家属的支持和配合，能消除家属的紧张和忧虑，增加信赖感和安全感，会积极主动地配合医护人员的治疗。注意介绍时应用通俗的语言，并随时观察家属的反应。对于患者家属提出的询问耐心解答，如不能准确回答，不能不懂装懂，应本着实事求是的态度，虚心学习，提高自己。

3. 征求意见　在征求患者家属的意见时，护理人员首先应表现出真诚的态度，对于每条意见和建议要有详细的记录，然后要把患者意见分类，根据不同的内容和要求，向有关部门协调和反映。对于暂时解决不了的事情，应向家属耐心解释，取得谅解。对于与事实不符的意见，应正面讲道理，切记恼怒，让患者家属自己反思。这样不仅表示了护理人员的诚意，也体现了护士的修养。

4. 冲突沟通　对"事出有因"者，要表现出理解；对有困难者，要表达愿与之分忧的愿望，同时要以"患者健康维护者"的角色，对冲突的不良后果解释说明，沟通时注意使用礼貌性语言。

（二）护士与护生交往礼仪

护士要以对护理事业负责的精神，做好传、帮、带工作，这是处理与护生和护士关系的关键。在此基础上应做到以下几点：

1. 与护生做朋友　首先初次与学生见面，带教老师应表现得亲切、友善。例如："早上好，欢迎你们来到我们科室学习。我的名字叫李某，今后我们将共同学习，希望合作愉快。"并请学生作自我介绍，每当护生说出自己的名字时，带教老师应重复一遍，这样学生会觉得被重视。另一方面，作为带教老师，不但要关心学生的学习与工作，还应关心他们的生活和身体状况，当好老师的前提下，做学生的知心朋友，这样师生之间才能配合默契，共同完成教学任务。

2. 多给予鼓励和表扬　根据学生的不同学习目标，配合教学大纲，制定不同的带教计划，教学中应给学生更多的自信心，每当学生取得一点进步，教师都要给予及时表扬。例如："你做得很好"、"你进步真快"等。

3. 协调患者与护生的关系　在医院中个别患者表现出不愿接纳护生的护理操作。如果遇到这种情况，带教老师首先要说服患者配合，如患者愿意配合，操作结束后，要向患者表示感谢。对于初次来学习的护生，在为患者进行各项护理技术操作时，带教老师需在护生身边。如果第一次操作失败，应该向患者表示歉意，同时，带教老师应该协助完成，不可给患者第二次痛苦。在整个带教过程中，无论做任何检查和护理操作，都要首先征得患者的同意，以便患者更好地配合。

护士交往礼仪实践训练

一、实践目标

熟练电话礼仪和介绍礼仪的要领。
学会交往礼仪在护理工作中的运用，培养自身良好的交往形象。

二、实践准备

（一）用物准备

1. 场地　实验室或模拟病房。
2. 道具　电话、护理病案。

（二）环境准备

安静、整洁、温湿度适宜。

（三）护生准备

1. 护生应衣帽整洁，举止得体，符合护士行为规范要求。
2. 熟悉本节课的内容、要求、目的。
3. 角色扮演：课前分组准备，根据案例情景分别进行角色扮演内容，要求在表演过程中展示情景内涉及的交往礼仪。

（四）案例准备

范例：患者王梅，女，58岁，退休工人，因患胆结石由其家属陪同来到外科一病区护理站办理入院事宜。请问：护士小李应该如何向其进行自我介绍并将她介绍给同病室的其他患者？

情景设置一：患者李丽，19岁，学生，某日晚上十点因发热前来就诊，在急诊室检查后，急诊科护士小王电话通知住院处。住院处通知内科三病区，患者及陪员来到内科三病区，护士小李接待，安排患者入院。请问：急诊护士小王如何打电话通知住院处？住院处应该如何电话通知病区有新患者入院？在病房内，责任护士小李应怎样向患者自我介绍并将她介绍给同病室的其他患者？

情景设置二：某医院内科1号病房共住有四位患者，分别是1床，刘丽，女，35岁，中学教师；2床，张华，女，19岁，大学生；3床，李真真，女，7岁，小学生；4床，王淑华，女，69岁，农民。请问：责任护士小赵该如何称呼她们？2床是新入院患者，护士小赵应该如何向其进行自我介绍并将她介绍给同病室的其他患者？

三、实践过程

1. 范例演示　教师首先对范例内容进行分析讲解并与学生共同探讨、设计沟通方案，按照护士交往礼仪要求，由其扮演护士，几位护生扮演患者，进行演示。

2. 实践场景

患者王梅，女，58岁，退休工人，因患胆结石由其家属陪同来到外科一病区护理站办理入院事宜，值班的李护士立即起身面对患者，微笑相迎。

护士："您好！我是您的责任护士李芳，您就叫我小李吧，我叫您王阿姨，好吗？（患者点头，表示同意）住院期间您有什么问题就随时找我，我会尽力帮助您的。现在我送您去病房。"

（护士边走边向患者介绍病区环境：护理站、医办室、卫生间、换药室等）

护士："王阿姨，您住的是1病房2床，就在前面。"

（到了病房，李护士扶患者上床，并热情地向病室内另外一名患者打招呼）

护士："马老师（某学校退休教师），您好，这位是王阿姨。"

马老师："您好！"

（患者间相互打招呼，问好）

护士："王阿姨，马老师也是因患有胆结石才入院的，刚做完手术3天，您看她气色多好，您也一定要积极配合治疗和护理，手术后很快就会恢复的。"

王梅："谢谢，我会好好配合的。"

护士："好，这是呼叫器，如果您有事需要我们帮忙，可以按它通知我们，我们会尽力帮助您的。床下是拖鞋、便盆。床头左边是您的床头柜，可以把洗漱用品放进去，如有贵重物品一定要保管好。"

王梅（点头微笑）："好的，好的，谢谢你！"

护士（转身面向家属）："每天下午 4 点到 6 点是探视时间，请您在规定的时间来探视，其他时间有什么问题我们会随时与您联系，请您一会儿到护理站留下您的联系方式。我们会尽力照顾好患者的。请您放心！"

家属："谢谢，请你们多费心了。"

护士又对患者说："王阿姨，您在这里不要紧张，像在家里一样，就把我们当成您的女儿吧！"

（患者满意地点点头）

护士："您现在还有什么需要的吗？"

王梅："暂时没有了。"

护士："那我去通知医生给您检查，请稍等！"

王梅："好的。"

（李护士离开病房并轻轻关门。）

3. **分组训练**　将学生分成 6~8 人一组，进行分组练习。每组中由若干护生扮演不同角色，其余护生进行评议，每组均要完成两个情景的训练。

四、注意事项

1. 注意在交往中语言的文明性、规范性、全面性。
2. 注意护士交往礼仪规范。
3. 整个过程面带微笑，态度温和、亲切。

五、实践评价

护生在训练过程中是否按要求全部完成；是否规范使用电话基本文明用语；是否根据介绍礼仪规范进行自我介绍和他人介绍；是否衣帽整齐，举止端庄，语言交流顺畅；角色扮演是否合理；表演是否流畅；各小组是否积极配合；是否体现团队协作精神；训练中组员的精神面貌是否良好；态度是否热情、亲切。

同步训练

1. 下列关于交往礼仪的说法，不正确的是（　　　）

　　A. 无论在什么样的场合，称呼越亲近越利于交往

　　B. 称呼应当尊重个人的习惯

　　C. 称呼尊重常规是指符合民族文化和传统习惯

　　D. 使用不同的称呼，意味着交往双方人际距离的不同

　　E. 称呼成年男性为"先生"

2. 正式场合为他人介绍时，其顺序不正确的是（　　　）

　　A. 先向长者介绍年轻人　　　　　　B. 先向女士介绍男士

　　C. 先向身份高者介绍身份低者　　　D. 先向已婚者介绍未婚者

　　E. 先向客人介绍主人

3. 工作式自我介绍的内容，不包括的是（　　　）

    A. 姓名　　　　　　　　　　　　　　B. 职务

    C. 单位或部门　　　　　　　　　　　D. 个人兴趣爱好

    E. 从事的具体工作

4. 下列有关自我介绍分寸的说法中，不正确的是（　　　）

    A. 自我介绍的内容应当真实而准确

    B. 自我介绍的态度应当大方、亲切、和善

    C. 自我介绍时应该全面具体地介绍个人基本情况，便于他人了解自己

    D. 自我介绍最好选择对方有兴趣、有时间、情绪好、干扰少、有要求时

    E. 自我介绍时，应先向对方点头致意，得到回应后再向对方介绍自己

5. 电话礼仪中，每次通话时间应控制在（　　　）

    A. 1 分钟内　　　　　　　　　　　　B. 2 分钟内

    C. 3 分钟内　　　　　　　　　　　　D. 4 分钟内

    E. 5 分钟内

6. 当您的同事没在，您代他接听电话时，应该（　　　）

    A. 先问清对方是谁　　　　　　　　　B. 先告诉对方他找的人不在

    C. 先问对方有什么事　　　　　　　　D. 先记录对方通话内容

    E. 先问对方电话号码

7. 宴会上，为表示对主宾的尊重，主宾的座位应该是（　　　）

    A. 主人的左侧　　　　　　　　　　　B. 主人的右侧

    C. 主人的对面　　　　　　　　　　　D. 靠近门的位置

    E. 面对门的位置

8. "宝刀赠壮士，红粉送佳人" 提示我们在赠送礼品时，应注意礼品选择的（　　　）

    A. 纪念性　　　　　　　　　　　　　B. 对象性

    C. 独特性　　　　　　　　　　　　　D. 便携性

    E. 价值性

9. 涉外交往礼仪的通则，描述不正确的是（　　　）

    A. 守时的原则　　　　　　　　　　　B. 从俗的原则

    C. 不妨碍他人的原则　　　　　　　　D. 维护个人隐私的原则

    E. 及时纠正的原则

10. "十里不同风，百里不同俗"，其礼仪的内涵为（　　　）

    A. 遵守的原则　　　　　　　　　　　B. 自律的原则

    C. 真诚的原则　　　　　　　　　　　D. 从俗的原则

    E. 适度的原则

参考答案

1. A　　2. E　　3. D　　4. C　　5. C　　6. B　　7. B　　8. B　　9. E　　10. D

第六章　护理工作礼仪

 知识要点

掌握：接待礼仪、送别礼仪、各部门护理工作礼仪。

熟悉：护理操作的礼仪要求，常用护理操作礼仪。

了解：接待、送别礼仪的基本原则。

工作礼仪是指人们在工作中应遵循的行为规范和准则。护士工作礼仪主要包括：接待、送别礼仪、各部门护理工作礼仪等。

第一节　接待礼仪

迎来送往在生活中经常出现，正确的礼仪运用，对组织间建立联系、发展友谊、沟通合作有着极其重要的作用。

一、接待礼仪的基本原则

接待礼仪是指接待来宾过程中的一些具体细则。需遵循下列原则：

（一）平衡原则

在同一场所、同一时间、同一地点接待来自不同部门、不同职位、不同单位的多方来宾时应平等对待，一视同仁，不要厚此薄彼，嫌贫爱富。但平等对待时要有先后次序的差别，一般的礼宾次序是：先职位高者后职位低者，先长辈后晚辈等。

（二）惯例原则

惯例指约定俗成的习惯做法。假如上次接待这个客人是用这种方法，客人非常满意，那么下次我们还可以用同样的方法。但在接待从未接待过的贵客时，需参照惯例，借鉴其他单位的接待经验，按其他单位接待同等级别人员的方法接待。防止接待不周或热情过度，同时也要减少浪费。

(三) 对等原则

对等指讲究礼尚往来，双方相互接待时规格应相等。中国有句老话叫："来而不往，非礼也。"、"你敬我一尺，我敬你一丈。"即你方到别的单位去，对方怎样接待你方，下次对方来你方单位，就按同样的规格招待对方。如身份对等，接待方出面迎送来宾、参与礼节性会晤的主要人员应与来宾的身份大体相当。

(四) 主随客便原则

《礼记》说"入境而问禁，入国而问俗，入门而问讳"，意思是说到一个地方就要了解当地禁忌，到一个国家要了解该国习俗，去到一个人家里要了解人家的避讳。出门拜访、做客应入乡随俗，减轻礼宾方的负担。但是接待方要从来宾的角度考虑事情的安排，一切工作以来宾为中心。

二、接待礼仪

为了让来宾有宾至如归的感觉，接待方应掌握接待的必备礼节。

(一) 接待计划

接待计划是指接待方对来宾接待工作所进行的具体规划与安排。完善的接待计划可以使接待工作有条不紊、按部就班地进行。一般认为，接待计划应包括下列几个方面的内容：

1. **接待方针** 指接待工作的指导思想与总体要求。提倡互相尊重、礼仪适度、平等相待、主随客便等。

2. **接待规格** 指接待工作的具体标准，是给予来宾具体礼遇的最明显的体现。包括三个方面：一是接待规模的大小；二是接待方主接待人身份的高低；三是经费的开支。规模的大小根据接待人数而定；主接待人员身份的高低，按平等的原则安排与来宾身份相应的人员接待，也可根据特殊需要或关系程度，安排比客人身份高的人士破格接待；经费的开支遵循节约的原则，需要来宾负担费用的接待项目或宾主双方共同负担费用的项目，接待方必须先期告知来宾，切勿单方面做主。

3. **接待日程** 即接待来宾的具体日期和时间安排。应具体、完整、周全，时间松紧有度。内容包括迎送、会见、谈判、宴请、参观、游览等日程安排。通常由接待方负责，但需由宾主双方事先正式商定，达成一致。各方都可以提出意见或建议，对来宾一方的要求予以考虑，一旦确定，应向来宾方进行通报。来宾自备交通工具时，应提供一切所能提供的便利。

4. **饮食住宿** 根据来宾的身份、工作需要、年龄、性别及人数酌情安排。选择宾馆时要考虑经费预算、宾馆等级，宾馆周边环境要舒适安全、交通便利。饮食安排要周到细致，尊重来宾习俗，尽量满足来宾需求。

5. **宣传报道** 根据来宾的身份和活动意义的重要性，通知新闻单位派人采访报道，有关的图文报道资料，应向来宾提供并存档备案。

（二）礼宾序列

礼宾序列又称礼宾次序，指在同一时间或同一地点接待来自不同国家、不同地区、不同身份等各方来宾时，接待方应依照约定俗成的方式排列各方来宾的先后顺序。目前有以下几种：

1. **按字母顺序排列**　举行大型国际会议或国际体育比赛时，按国际惯例，可按照其参加者所属国家或地区名称的首字母的先后顺序进行排列。国内活动一般是按照汉语拼音字母进行排列。

2. **按职务顺序排列**　在正式场合接待来宾时，依据其行政职务高低进行排列。对于担任同一行政职务者，可按其资历即任职的时间排列。对于已不再担任行政职务者，可参照其原职进行排列，但需要将其排在担任现职者之后。若接待团体来宾，按照团体成员职务高低排列。

3. **按报名顺序排列**　举办大型展示会、博览会、招商会、专题学术研讨会，可依据来宾正式报名参加活动的先后进行排列。

4. **按抵达顺序排列**　各类非正式交往可依据其正式抵达现场时间的先后进行排列。

5. **不作排列**　难以用其他方式进行排列时采用。例如；同时遇到几位护士长，问好时不必排列，礼貌地向护士长问好即可。

（三）迎客礼仪

迎接，是给客人留下第一印象的最重要工作。一旦给对方留下好的第一印象，就为下一步深入接触打下了基础。迎接来宾时应做到以下几点：

1. **提前到达**

（1）了解信息　了解来宾到达的日期、地点、车次、航班等信息，安排与来宾身份、职务相当的人员前去迎接。若因某种原因，相应身份的人员不能前往迎接，前去迎接的人员应向来宾做出礼貌的解释。

（2）到达迎接　接待人员提前到达接待地点迎接来宾，一般要在班机、火车、轮船到达前十五分钟赶到，恭候来宾的到来，可使用接站牌、欢迎横幅、身份胸卡等来确认来宾身份。

2. **热情施礼**

（1）主动问候　见到来宾时，要热情相迎，主动寒暄，如"一路辛苦了"、"欢迎您来到我们这个美丽的城市"、"欢迎您到我们单位"等。接待团体来宾时，应向来宾点头示意。如遇来宾先致意，应及时还礼。然后向对方做自我介绍，如果有名片，可呈给对方。

（2）主动服务　如帮助来宾提行李物品等。来宾自己执意要提的物品，不要过分热情地去强行要求帮助提携。如遇下雨、下雪时要主动撑伞迎接，以防来宾淋湿。

（3）简短交流　将来宾送到住宿地点后，协助办理好一切手续，并将来宾领进房间，同时介绍宾馆的服务设施。将活动的计划、日程安排、会议资料等交给来宾，并把准备好的地图或旅游图、名胜古迹等介绍材料送给来宾。接待人员不应立即离去，陪同来宾稍作停留，简短交谈。交谈内容要让来宾感到满意，如来宾参与活动的背景材料、当地风土人情、名胜古迹、特产、物价等。考虑到来宾一路旅途劳累，接待人员不宜久留，让来宾早些休息。离开时告知来宾联系的时间、地点和方式等。

3. 规范引导

（1）手势　接待人员引导来宾时，需要行礼。如果来宾询问到某地该怎么走，接待人员应明确地用手势告诉来宾正确的方向。走到转弯处，再次用手势告诉来宾方向。

（2）方式　引导来宾到目的地后，应该有正确的引导方法和规范的引导姿势。行进礼仪的标准是两人横向行进内侧高于外侧；多人并排行进，中央高于两侧；对于纵向来讲，前方高于后方。

1）电梯：引导来宾乘坐电梯时，要保证安全和方便。若是电梯里无服务人员，接待人员要先到达电梯门口，进入电梯，控制电梯开关，等来宾进入后关闭电梯门；到达时，接待人员让来宾先走出电梯，做到先进后出。若是电梯里有服务人员，则接待者应后进后出。

2）楼梯：引导来宾上下楼梯时，接待人员应走在楼梯中央，来宾前面，来宾走在楼梯里面。要配合来宾的步伐，注意安全。

3）客厅：来宾进入客厅，接待人员引导来宾就座于相应的位置。

4）出入房门：引导者要先行一步，主动替来宾开门，让来宾先行通过。

5）陪同客人：行进时，通常应请客人位于自己的右侧，以示尊敬；如果自己担任主陪的任务，应并排走在客人的左侧；如果自己属于随同人员，应走在客人和主陪人员的后面或两侧偏后一点。当走到拐弯处，应走在客人的左前方数步的位置，用手示意方向，同时礼貌地说："请这边走。"如果引导客人去的地方距离较远，走的时间较长，应讲一些比较得体的话，活跃一下气氛。见图6-1。

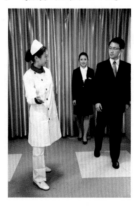

图6-1　正确引导

（3）安全提醒：在引导来宾行进过程中要注意安全。如前方有障碍物或特殊地形时，要及时提醒来宾。

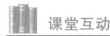 课堂互动

假如你是学校办公室的一名干事，省卫生厅选派七名老师，要到您学校考查学生护理操作练习情况三天，说说怎样做好接待工作。

（四）待客礼仪

1. 招待选择 接待方应预先了解来宾到达的时间和将要停留的时间，根据日程安排和来宾的实际情况安排招待时间，一般不选午间或晚间休息时间，也尽量避开节假日时间。

招待地点，常规的有接待室、会客室、办公室。室内要有必要的设备，如桌椅、灯光、饮水机等设施。环境应安静、卫生、安全，温湿度适宜。根据来宾身份的高低选择具体的招待地点，如身份高贵者选择档次高的贵宾室；重要来宾可选用专用的会客室；一般来宾，可选接待室或办公室。

2. 安排座次

（1）宴会座次 以远为上，面门为上，以中为上；观景为上，靠墙为上。座次分布：面门居中位置为主位；主左宾右分两侧而坐；或主宾双方交错而坐；越近首席，位次越高；同等距离，右高左低。

（2）会议座次 首先是前高后低，其次是中央高于两侧，最后是左高右低（中国政府惯例）和右高左低（国际惯例）。①主席台座次说明：中国惯例，以左为尊，即：左为上，右为下；②当领导同志人数为奇数时，1号领导居中，2号领导排在1号领导左边，3号领导排右边，其他依次排列；③当领导同志为偶数时，1号领导与2号领导同时居中，1号领导排在居中的左边，2号领导排右边，其他依次排列。

3. 热情款待

（1）热情待客 来宾到达之前，接待人员事先准备好水果、点心和饮料等。来宾到达后，热情请坐，主动相助，斟茶倒水，让来宾感受到热情和尊重。

（2）奉茶礼仪 饮茶是我国的一项传统，根据季节选择茶叶，本着浅茶满酒的原则，每杯水只倒2/3满即可。奉茶时，应拿杯子下半段1/2处，右手在上扶茶杯，左手在下托着杯底（来宾在接茶杯的时候也是左下右上，从而避免了个人之间肌肤接触），将茶杯搁置于来宾右上方或方便拿取之处。两杯以上应使用托盘端。咖啡杯应先将汤匙、糖包、奶油球放置在杯碟上再端给客人。要先给主宾和其他来宾奉茶，空间不便时，依照顺时针方向把茶水端给来宾。

（3）认真倾听 与来宾交谈时，精神专注，认真倾听。因故暂时离开或接听电话，应先向来宾表示歉意。来宾到来时，负责人由于种种原因不能马上接见，应向来宾说明理由及等待时间，安排其他人员接待。

4. 乘车礼仪

在接待来宾活动中，若为来宾安排、准备了专用的车辆，在座次安排、上下车顺序

上应遵守礼仪规范。遵循"客人为尊、长者为尊"的原则。

（1）座次安排　乘坐不同类型的车辆，座位的安排顺序是不相同的。

1）旅行车：接待团体客人时多采用。以司机座位后第一排即前排为尊，后排依次为小。其座位的尊卑，依每排右侧往左侧递减。

2）吉普车：无论是否主人驾车，都以前排右座为尊，后排右侧次之，后排左侧为末席。

3）公务车：一般多为轿车或商务车，包括司机在内可乘坐四人。公务车一般是由专职司机驾驶，座次尊卑顺序为后排为尊，前排为卑，以右为尊，以左为卑。如果出现特殊情况，领导亲自驾驶时，公务车的座次尊卑顺序要相应产生变化，一般前排为上，后排为下，以右为尊，以左为卑。而多排公务车的座次尊卑顺序是，以前排为上，以后排为下，以右为尊，以左为卑。副驾驶座的座次顺序，与其他轿车一样。

（2）上下车顺序　上下公务车的顺序也应遵守一定的礼仪规范。上车时应让车子开到客人前面，接待人员要代客开车门，然后站在客人身后等候客人上车。一般应该请尊长、来宾、女士先上车，然后自己再上车，待来宾坐稳后再关门。下车时接待人员要先下，主动帮客人打开车门，等候下车。

第二节　送别礼仪

送别是在来宾离开之际，出于礼貌，特意前往来宾返程之处，与之告别。送别来宾是迎接来宾活动的延续，关系着来宾对接待方最后印象的形成。热情有礼地送别可以给来宾留下美好的印象，为以后的往来奠定基础。

一、送别礼仪的基本原则

（一）举止得体原则

送客的时候要有规范的要求，要使用敬语，诸如"请走好"。当客人提出告辞时，要等客人起身后再站起来，切忌没等客人起身，自己先于客人起立相送。客人没有伸手相握告别，主人不可先伸手，更不能嘴里说再见，而手中却还忙着自己的事，甚至连眼神都没有转到客人身上。每次见面结束，都要以将再次见面的心情来恭送对方回去。当客人起身告辞时，应马上站起来，同时选择最合适的言辞送别，如"希望下次再来"等礼貌用语。

（二）规格相当原则

送别规格与接待的规格大体相当，只有主宾先后顺序正好与迎宾相反，迎宾是迎客人员在前，客人在后，送客是客人在前，迎客人员在后。

（三）礼貌告别原则

送走客人应向客人道别，祝福旅途愉快，目送客人离去，以示尊重。如要陪送客人到车站、码头、机场等，车船开动时要挥手致意，等开远后才能离开。

二、送别礼仪

(一) 送别前准备

负责送别来宾的接待人员，事前征询来宾意见。了解来宾有无需要帮忙或代劳之事，如预订、预购返程车票，安排合适的交通工具，确定动身时间，提前到场，欢送来宾。

(二) 送别形式

1. 饯别　饯别又称饯行。在来宾离开之前，专门为来宾举行的宴会，在形式上热烈而隆重，会使对方产生备受重视之感，加深宾主之间的相互了解及友谊。

2. 道别　按照常规，道别应当由来宾先提出，若主人先与来宾道别，会给人以厌客、逐客的感觉。

3. 话别　话别亦称临行话别。最佳话别地点是来宾的临时下榻之处，接待方的会客室、贵宾室里或为来宾饯行而专门举行的宴会上。参加话别的主要人员，应为宾主双方身份、职位大致相似者、对口部门的工作人员、接待人员等。

4. 送行　指接待方委派专人前往来宾的启程返还之处，与客人亲切告别。告别地点可以是门口、电梯口、汽车旁、车站、码头、机场等。来宾即将离开时握手道别，同时说声"再见，欢迎再次光临"，目送来宾远离。

第三节　各部门护理工作礼仪

护士在各部门工作中良好的礼仪风范反映出敬业、爱岗、对工作的高度责任心和事业心，可以创造一个亲切友善、和谐、健康向上的氛围，树立病人战胜疾病的信心和勇气。在医院竞争日益激烈的今天，护理人员提高职业素养、技术水平、服务态度，有助于塑造医院的整体形象。

 课堂互动

你第一次到医院看病时，门诊护士是如何接待你的？你喜欢什么样的护士接待你？

一、门诊护理工作礼仪

门诊是患者到医院就诊的第一站，是面向社会的窗口。一般情况下，门诊护士是患者接触最早的医务人员，给患者留下良好的第一印象，能展现出医院的精神风貌。

（一）基本要求

1. **仪表端庄** 护士的仪表要端庄、大方、整洁、得体。着装要合适，工作服必须清洁、平整，无污渍。梳妆整齐，长发需盘髻。佩戴的胸牌清晰、端正，给患者以文明、大方的感觉，留下良好的第一印象。

2. **语言规范** 护士与患者接触时，必须做到语言礼貌规范，态度热情诚恳，言语清晰、音量适中，语气和蔼亲切，声音柔和悦耳。避免使用患者难以理解的医学术语。

3. **礼貌待人** 护士应针对不同的服务对象使用相应的称谓，多用礼貌用语，便于和患者建立良好的护患关系，避免冷淡和粗俗的语言。对初次入院的患者更应热情接待，耐心解释。

4. **举止文雅** 护士的行为举止是一种无声的语言，是护患之间非语言沟通的重要内容，接诊患者时站姿、坐姿都要端正、规范，进行护理操作时，动作应轻稳准确，身体的各种体态语要表露恰当，做到心口如一，给患者以真诚相助的感觉。

5. **表情热情** 护士与患者接触时要面带微笑，热情真诚，目光和蔼亲切，表达出对患者的关爱之情，使患者增加信任感和安全感，增强战胜疾病的信心和勇气。切忌嬉笑打闹。

❖知识链接

门诊患者特点：人员多、流动性大、病种复杂、季节性强、就诊时间短。

心理特点：急切想见到医生，希望资历老的医生为自己看病，希望得到医护人员的重视和关心。

（二）礼仪要求

1. **布局合理，安静整洁** 门诊候诊和就诊环境要求布局合理、保持安静整洁，路牌、标志醒目，可适当摆放花草，装饰宣传壁画，护理人员要定时检查设施设备，保证正常使用。

2. **热情接待，主动介绍** 医院对患者来说，是一个陌生的环境，护士应主动热情地接待来院的患者，如"您好，请问您哪里不舒服？您有我院的病历吗……"主动介绍医院的环境、医疗水平及诊治医生的情况，耐心解答患者的询问，营造温馨友善、互助有序的就诊环境。

3. **观察病情，组织就诊** 患者挂号后，分别到各科候诊室等候就诊，候诊室护士按挂号顺序组织安排就诊，并随时观察患者病情变化，遇高热、剧痛、呼吸困难、出血、休克等患者应立即安排就诊或送急诊处理；对病情较重或年老体弱者，适当调整就诊顺序。必要时向其他待诊的患者做好解释，征得同意和理解。

4. **规范引导，周到服务** 患者从挂号到就诊、检查、领药、治疗需要护士引导和帮助时，护士应周到服务，详细说明行走方向和路线，必要时全程带领。对病情较重或行走不便的患者，提供轮椅或平车协助护送。

5. **认真治疗，确保安全**　护士按规定认真执行查对制度，尊重患者的知情权，做好解释工作。操作中要动作轻柔，态度和蔼，神情专注，保护患者隐私，治疗结束后，向患者致谢，并给予适当的安慰。如"谢谢您的配合，您现在需要好好休息，用药过后一会儿就会感觉好些，请不必担心。如果有什么不适随时叫我！"患者离开治疗室前，嘱咐患者注意事项。

6. **健康教育，消毒隔离**　患者候诊期间，护士可对患者采用口头、图片、电视录像或健康教育宣传资料等不同方式进行卫生知识的宣传教育。门诊环境及设备定期进行清洁、消毒处理。遇传染病或疑似传染病患者，应分诊到隔离门诊就诊，并做好疫情报告。

> **❖知识链接**
>
> 　　一位患者来院就诊，你作为门诊护士如何进行询问和指导？
> 　　候诊室里一位老年女性患者，靠在家属怀里。面部潮红，呼吸急促，身体缩成一团。此时，护士应如何做？

二、急诊护理工作礼仪

急诊是医院诊治急、危重症患者的场所，护士应根据急诊患者的特点，采取适当的接待和救护方式，提供快速、高效的急救护理服务。

（一）基本要求

1. **知识渊博，经验丰富**　急诊患者发病急、病情重、发展快，缺乏思想准备，如车祸、火灾等突发事件，易引起紧张、焦虑、恐惧等心理状态，护士应通过简要评估确定就诊科室，并配合医生按急救程序进行救治，同时善于抓住时机，向患者及家属做必要的解释和安慰，稳定患者及家属的情绪，积极配合医疗护理工作。

2. **技术熟练，动作敏捷**　时间就是生命，抢救患者生命是一场争分夺秒的战斗，赢得时间就是赢得生命，要迅速对伤病员进行救治处理，因而要求护理人员技术熟练，动作敏捷，镇静果断，机智灵敏，增加患者及家属对护理人员的信任。任何怠慢迟疑、优柔寡断都会贻误抢救的时机，危及生命。

3. **急不失礼，忙不失仪**　急诊患者及家属情绪不稳，心理复杂，对医护人员的言谈举止非常敏感，和患者及家属沟通时要语气柔和，态度和蔼，语言文明，把握分寸，举止有度。

4. **健康体魄，充沛精力**　急诊护士工作复杂多变，节奏紧张，除应完成日常的留观治疗外，还要应付急危患者的抢救工作，只有身体健康、精力充沛的护士才能胜任。

（二）礼仪要求

1. **准备充分，忙而不乱**　急诊室内一切抢救物品要求做到"五定"，即定数量品种、定点放置、定人保管、定期消毒灭菌、定期检查维修。急诊护士必须熟悉各种抢救物品的性能和使用方法，并能排除一般性故障，使所有抢救物品处于完好备用状态，急救物品完好率要求达到100%。救治时应具有较强的应变能力，忙而不乱。

2. **配合抢救，团结协作**　急救工作涉及面广，包括医疗、护理、检验、影像、收费、药房等多方面，环环相扣，各科室工作人员要以患者为中心，急患者所急，想患者所想，服从抢救工作的安排，互相理解尊重，密切配合，全力以赴地投入到抢救工作之中。

3. **耐心疏导，健康宣教**　在抢救过程中，护士要理解家属焦急心情，给予适当的安慰和心理疏导，耐心回答家属提出的各种问题，切勿用"慌什么"、"烦死了"、"没希望"等恶性语言来刺激他们。劝说家属在休息室内等待，及时反馈患者的抢救情况，对家属的过激言行冷静对待，充分理解，妥善处理护患关系，获得家属对抢救工作的支持。患者意识清楚后，用体贴、关心的语言缓解患者紧张恐惧的心理压力，做好健康教育工作，对病情变化、治疗护理措施及效果给予适当的解释和告知，增强患者战胜疾病的信心。

❖知识链接

　　急诊患者心理特点：焦虑心理、惧怕心理、依赖心理、听天由命心理、强烈求生欲望。

三、病区护理工作礼仪

病区是住院患者接受诊断、治疗、护理和修养的场所，也是医护人员开展医疗、预防、教学、科研活动的重要基地。护士要掌握患者入院、住院和出院接待的基本工作礼仪。

（一）入院护理礼仪

1. **关心患者，主动热情**　护士是接待患者的第一人，护士的一言一行都直接影响着患者的情绪，护士亲切的表情将使患者充满信任，感到温暖。当患者来到病区后，护士应放下手中的工作，起身而立，微笑相迎，恰当称呼，亲切问候，如果有其他在场的工作人员也应该向患者点头微笑来表示欢迎。患者在护士站办理手续后，应尽快地把患者迎送到指定床位，妥善安置，进行自我介绍，介绍主管医生、责任护士、同室病友、介绍病区环境、介绍住院的有关制度，介绍呼叫器的使用方法等。介绍时语气要和蔼，措辞要准确，语句要文明。

2. 正确引导，观察病情　护士在引导患者进入病房的过程中，要主动帮助患者拎包，或者提取重物。要采用稍微朝向患者侧前行的姿势，一边走一边介绍环境，并随时观察患者的病情和意向，以便及时地提供护理服务。切忌只顾自己往前走，把患者甩到身后。

（二）住院护理礼仪

1. 语言规范，举止端庄　患者入院后，进入一个新的环境，希望得到医护人员的接纳、尊重和重视，因此，病区护士在治疗和护理前应先向患者解释，做到语音清晰，语意明确，语调适中，语气柔和。在与患者沟通中，应目视患者，以示尊重。各种操作动作应规范、熟练、轻稳、有条不紊。

2. 知识丰富，技术娴熟　现代护理发展要求护士必须具备渊博的科学知识，规范娴熟的操作技能，掌握护理新理论、新技术，更好地为患者服务。

3. 灵活应变，安全周到　护士身处治疗护理工作的第一线，对患者病情的动态变化要能够及时、准确地进行观察和判断，执行各项措施要头脑清醒，遇事反应灵敏，动作迅速，按医护规范完成各项救治工作。在紧急情况下要做到谨慎周密、准确无误、井然有序、忙而不乱。

4. 遵章守纪，满足需要　住院期间，患者在治疗上及生活上提出需求时，护士应在遵守医院规章制度、遵守社会公德、遵守医疗护理原则、不侵犯他人利益的基础上，尽量给予满足。若要求合理，但医院无条件办到的，应向患者解释清楚，希望患者给予谅解；对于不合理的，则应说明情况，婉言谢绝。

（三）出院护理礼仪

1. 真诚祝贺　患者即将出院时，护理人员要真诚地对患者的康复表示祝贺，感谢患者住院期间对医护工作的理解、支持和配合；对医护工作存在的不足表示歉意；如有必要，还要表达对患者随时都提供力所能及的帮助等。如"王阿姨，祝贺您康复出院，谢谢您住院期间对我们工作的理解和配合，如有不到，请多包涵！您还有什么事需要我们帮助吗？请不要客气，今后也一样，我们会继续为您服务，这是我们的联系电话……"

2. 健康指导　患者出院时，责任护士对患者应做耐心、细致的健康指导，指导或帮助患者办理出院手续，告知疾病的治疗情况，出院后的饮食保健、治疗、休息及复查时间，建立合理的生活方式，加强康复和功能锻炼，掌握服用药物的常识和家庭护理知识及技能。如果有不适的话，要随时来医院就诊，或者打电话咨询等等，还可以请患者留下他的联系方式和家庭住址，便于我们进行定期的电话或者上门随访。

3. 礼貌道别　患者及家属办理好出院手续后，护士协助患者整理个人用物，征求患者对医院工作的意见，以便改进工作，提高医护质量。如："您能谈一谈住院期间的感受吗？对我们的工作有什么意见，请留下！""谢谢您的宝贵意见，我们一定设法改进！"根据患者的情况用轮椅、平车或步行送患者到门口、电梯口或车上，与患者和家属道别。如"请慢走，多保重"、"记得按时吃药"等，这些可以表现出我们护士的素养，可以使患者感受到护士对他的关爱还在延续。

四、手术室护理工作礼仪

手术室是医院中的一个环境特殊的科室。手术室护士工作性质特殊，任何一个细微的差错都可能给患者造成伤害。

（一）术前护理工作礼仪

手术对患者躯体是一种创伤性的治疗手段，会引起患者不同程度的心理反应，如心神不宁、寝食不安。因此要求手术室护士在协助医生完成手术治疗的同时，还要以文明礼貌的言行关心患者，尽可能减轻或消除患者因手术而引起的焦虑、恐惧情绪，从而确保手术的顺利进行。

1. 认真做好术前疏导工作

（1）**亲切交谈，加强沟通**　针对患者术前出现的种种不良心态，护士要深入病房与患者亲切地交谈，详细了解患者当前的心理状态、日常的生活习惯、性格爱好、社会背景（如职业、职务等）、对手术的认识和态度，对患者提出的问题给予耐心解答，并适时地帮助患者熟悉手术的各项准备和需注意的事项，让患者安心地接受手术治疗。

（2）**讲究技巧，避免刺激**　患者即将面临手术，心理特别敏感、脆弱，护士与他们交谈一定要注意技巧。首先，态度要谦和，语气要亲切，语速要缓慢，内容要简练，避免使用"癌变"、"死亡"等患者忌讳的语句；其次选择适宜的时间和地点，地点要相对安静，避开其他患者的干扰；时间要考虑患者的方便，不能影响他们的进餐和休息，不宜把谈话时间拖得过长，介绍手术点到为止。当患者问及自己不懂的问题时，不要勉强作答，请教专家或主管医生后再答。通过交谈，引导患者做好心理准备，积极配合医护人员顺利完成手术。

2. 接患者礼仪

（1）**认真核对，杜绝差错**　手术室护士到病房接患者时，要认真核对患者科室、床号、姓名、性别、年龄、诊断及手术等，查看手术标识及术前管道留置情况，防止接错患者造成医疗事故。

（2）**安慰鼓励，减轻压力**　虽然术前对患者已做了术前教育和心理疏导，但部分患者仍然紧张、恐惧、焦虑，手术室护士接患者到手术室时，态度要温和，语言要亲切，使患者能以平静的心态面对手术。如"您好，张英，昨晚休息得好吗？我来接您到手术室，手术时我会陪伴在您身边。""您的手术医生、麻醉师都很有经验而且对患者又非常负责，您就放心好了。"

（二）术中护理工作礼仪

1. 关心患者，视如亲人　手术成功，能给患者的健康和生命带来新的希望；手术失败，意味着患者将要付出失去健康、失去生命的代价。因此，医护人员要像对待自己的亲人一样，善待每一位患者，无论贫富贵贱、地位高低、年龄长幼等，都要以高度的责任心和使命感对待手术中的每一个细节。如进入手术室时，护士应主动向患者介绍手术室的布局和设备，以消除患者对手术室的陌生感和恐惧感；进入手术室后，扶患者在手术床上躺下，摆好麻醉体位，简要解释正确体位对手术、麻醉的作用以及减少并发症的意义。手术过程中，细心观察患者的各种体态语言，如面部表情、手部动作等。主动询问患者有何不适，多用亲切、鼓励性的语言安慰患者，如"请您放心，我就在您身边，可随时为您服务。"手术结束，患者呈苏醒状态时，护士应小声而亲切地呼唤患者的名字，轻声对患者说"先生，您醒醒，手术已经顺利结束了，您感觉怎么样？伤口疼吗？"然后护送患者到病房休息。

2. **举止从容，言谈谨慎**　手术中，由于麻醉方式不同，患者的心理反应也各不相同。局部麻醉的患者处于清醒状态，对医护人员的表情、行为举止和器械的撞击声非常敏感。因此，医护人员要做到镇静沉着、举止从容、动作轻稳，出现任何情况都不要大惊小怪，不要露出惊讶、惋惜、无可奈何的表情。如无特殊必要，尽量少讲话或不讲话，更不要说出"太糟糕了"、"真没想到"、"止不住血了"等刺激性话语，以免患者受到不良的暗示，增加心理负担，影响对手术的配合，影响术后的恢复。

（三）术后护理工作礼仪

1. **和蔼可亲，告知效果**　手术结束后，等候的家属和朋友会十分焦急地询问术中情况，护士要耐心解释，告之手术结果。

2. **认真交接，鼓励安慰**　患者被送回病房后，手术室护士要向病房护士详细介绍生命体征、手术情况、目前用药、注意事项等，做到交接及时、认真、全面、细致，以利于病房护士对患者病情的掌握，利于术后护理。同时也应给予患者和家属一些嘱咐，告之术后的有关注意事项，如"现在就这么躺着，要去掉枕头六个小时，六个小时以后才可以放枕头。"鼓励患者及家属树立信心，战胜疾病，并祝患者早日康复。

第四节　护理操作礼仪

随着社会的发展，患者对护理工作的要求有了很大的提高。护士应严格按护理规程进行护理操作，给患者提供礼貌周到的优质服务，处理好护理患者过程中的每个环节，不仅有利于患者康复，也有利于医院整体服务质量的提高，有利于护理工作者自身的安全和自我保护。

一、护理操作的礼仪要求

护士在护理操作过程中，态度要真诚，举止要端庄，语言要礼貌，为患者做好操作前解释、操作中指导和操作后的嘱咐，取得患者的配合和理解，尊重患者的知情权，融洽护患关系。

（一）操作前的礼仪

1. **仪表端庄，举止得体**　在给患者进行护理操作前，要注意保持衣帽整齐，清洁无污，修饰得体，淡妆上岗；行走时轻快敏捷、悄然无声；推治疗车或持治疗盘的动作规范，姿势优美；行至病房门口应先轻声敲门，再推门而入，并随手把门轻轻关好；走进病房应先向患者点头微笑，再根据患者的年龄、职业、性别等恰当地称呼、问候后，进行自我介绍，然后再以饱满的热情、亲切的态度投入到工作中去。

2. **言谈亲切，解释合理**　在操作前护士应认真核对患者的床号、姓名、药物的名称、浓度、剂量、方法和时间等，并简单介绍本次操作的目的、患者需准备的工作，操作的方法及患者在操作中可能产生的感觉。

例如：林某，女，54 岁。因甲状腺腺瘤入院治疗。遵医嘱在第二天清晨抽血化验。责任护士梁某下午来到病房为患者进行操作前的解释。

护士："林阿姨，您好！午睡了吗？"

患者："小梁，你好！我睡了一会儿。"

护士："根据您的病情需要，医生为您开了化验单。明天早晨请您不要喝水、吃东西，六点半左右夜班护士来为您抽血，您看方便吗？"

患者："好的，要化验哪些项目？抽多少血呀？"

护士："化验的项目有甲状腺功能、血脂、血糖等，抽 5 毫升血就够了。这点血不会影响到您的健康，但对确认您的病情却十分必要。请您不必紧张，明天抽血护士会小心操作的，再提醒一下您，明早抽血前先不要喝水、吃东西。"

患者："好的，我记住了。"

护士："那就谢谢您了。您今天晚上好好休息，如果有什么事请按床头呼叫器，我们会及时赶到的，当然，我也会经常来看您的，再见！"

（二）操作中的礼仪

1. **操作规范，技术娴熟**　护士应严格按照各项操作流程进行，做到技术熟练、动作轻柔、准确，指导患者给予配合，并不时给患者以鼓励，这样既能减轻患者的痛苦，又能减少护士操作的难度，从而提高护理的质量和效率。如操作失误，应及时诚恳地向患者致谢，以期取得谅解和合作。

2. **正确指导，关心体贴**　本着"同情、关心、爱护"患者的原则，在操作过程中，应主动询问患者的感受，给予适当的安慰，消除其害怕恐惧心理。

例如：张某，女，66 岁，退休工人。患有慢性支气管炎、肺气肿，咳痰困难，护士在协助患者排痰时的操作指导。

护士："张阿姨，我看您有痰自己又咳不出来，很着急，我来帮您吧。"

患者："好吧。"

护士："您先坐好，我给您拍拍背部，这样痰液就容易咳出了，您像我这样（护士做示范动作）先做 5~6 次深呼吸，好，深吸一口气后，张开嘴巴，连续咳嗽几次，感觉痰到嗓子这儿了，再用力咳嗽，就容易咳出痰液，您试试……就是这样，咳出了吧，吐在痰杯里，再来一次。好，是不是感觉好一些了？"

患者："现在舒服多了，就是感觉有点累。"

护士："张阿姨，您先休息，过一会儿我再来帮您排痰。"

患者："谢谢您！"

护士："不用谢，看到您好些了，我心里也高兴，我会经常来看您的。"

（三）操作后礼仪

1. 诚恳致谢，真诚安慰　操作结束时，应对患者的配合表示诚心的谢意，如"谢谢您的配合"、"谢谢您的谅解和合作"等。如患者有其他疑虑和担心时，应给予真诚的解释、安慰和鼓励，帮助患者树立治疗的信心。

2. 亲切嘱咐，健康宣教　操作结束后再次进行核对，询问患者的感受，了解是否达到预期效果，交代相关的注意事项，注意和患者及家属的交流方式，尽量少用医学术语。

例如：患者郑某，男，35 岁，工人。因外痔手术，需要 1∶5000 高锰酸钾稀释液坐浴。操作后可与患者进行如下的交流：

护士："郑师傅，坐浴后起来要当心。痔疮的发生与饮食习惯、排便习惯有关。您平时应多吃含有纤维素的食物，忌辛辣、烟酒，多饮水，保持大便通畅。不要久坐，多做些提肛运动，以增强肛门括约肌的舒缩功能。坐浴后马上到换药室换药。"

二、常用护理操作礼仪

护理操作礼仪的培养要通过反复实践和学习，逐步熟练，在实际操作中，护士面临的情况十分复杂，因此，操作前、中、后的礼仪和注意事项应因人而异，灵活掌握，不能千篇一律。下面介绍一些常用护理操作礼仪范例，供学习时参考。

（一）体温、脉搏、呼吸、血压的测量

患者张某，男，45 岁，工程师。因发热待查入院，护士要为其进行体温、脉搏、呼吸、血压的测量。

1. 操作前解释

护士："张工程师，下午好！我来为您测量一下体温、脉搏、呼吸和血压。请问您在近半小时内喝过热水吗？"

患者："没有，喝热水对测量有影响吗？"

护士："有影响的，刚喝过热水会使体温升高，现在我先给您测体温。"

患者："我自己测量吧。"

2. 操作中指导

护士："还是我来吧，请您解开上衣扣子，我给您用纱布擦干腋下的汗液。"

患者："为什么要擦呢？（满脸疑惑）"

护士："因为天气热，腋窝有汗，这样测的体温不够准确。"

患者："哦，我明白了！"

护士："请您曲肘过胸夹紧体温计，10 分钟后看结果。"（边说边帮患者摆正姿势）

患者："我在家测体温可没这样正规，一定要 10 分钟吗？我没戴表，没法计时。"

护士："我已看表计时了，您放心，这是我的职责。"

患者："到医院来就得听医生护士的。"

护士："请您不要动，我来为您数脉搏"……"您的脉搏每分钟 80 次，呼吸每分钟 20 次，很正常。"

患者："我没看见您测呼吸呀？"

护士："我在给您测脉搏的同时，就测了呼吸，事先没有告诉您，是为了让您的呼吸自然些，这样测得的结果才准确"。"现在给您测血压，请您把这侧袖子脱下，并保持安静"……"您的血压有些偏高，收缩压是 140mmHg，舒张压是 90mmHg"。

护士："您家还有人患高血压病吗？"

患者："我父亲就是高血压患者，请问高血压是否遗传？"

护士："有这方面的因素。您这次住院彻底检查治疗一下，如果确诊是高血压病就遵照医嘱按时服用降压药，不要间断。"

患者："我明白了。"

护士："10 分钟到了，请您把体温表给我。"

患者："好的，给您，我发烧吗？"

护士："您的体温有点高，是 38.0℃。天气热，再观察几次，多喝些水。"

3. 操作后嘱咐

护士："您不要着急，先休息一会儿，我把测量结果告诉医生，等会儿还要做其他检查，争取把发热的原因查清楚。"

患者："谢谢，我向您学了不少知识。"

护士："不客气，这是我应该做的，我还要谢谢您的配合呢！"

（二）药物过敏试验

患者林某，女，65 岁，退休工人。慢性支气管炎急性发作伴有肺气肿。遵医嘱肌内注射青霉素 80 万单位，一天两次，门诊治疗。

1. 操作前解释

护士："林奶奶，您患了支气管炎伴肺气肿病，每天要注射青霉素两次，今天是第一次，我要先为您做青霉素过敏试验，如果是阴性就可以用青霉素，如果是阳性，就不能用青霉素，医生会给您改用其他抗炎药物。过敏试验不能空腹做，您先吃点东西。"

患者："不用了，我刚吃过。"

护士："林奶奶，您以前用过青霉素吗？"

患者："用过。"

护士："您对青霉素过敏吗？"

患者："不过敏。"

护士："您以往对哪些药物有过敏反应？"

患者："没有出现过过敏反应"

护士："您的家人有没有出现过药物过敏现象？"

患者："在我的记忆里家里人也没有出现过过敏现象。"

护士："为了安全起见，这次还是需要做过敏试验。"

患者："好的，我明白。"

2. 操作中指导

护士："林奶奶，请您把胳膊伸过来，注射部位在前臂中下 1/3 处，（消毒、进针）有点痛，您别害怕，只那么一下……"

护士："好了，请您不要按压皮丘，也不要外出，现在是某点某分，20 分钟后我来看结果，您有任何不适都要立即通知我，谢谢您的配合。"

3. 操作后嘱咐

护士："20 分钟到了，我来看看皮试结果（查看注射部位皮肤变化），您有没有不舒服的感觉，比如，皮肤瘙痒、胸闷气短。"

患者："没有"

护士："您对青霉素不过敏，可以使用，我现在给您做注射准备，请您稍等片刻。"

（三）静脉输液法

患者王某，男，44 岁，工人。支气管感染，输液治疗。

1. 操作前解释

护士："王师傅，您好！今天感觉怎么样？看起来精神好多了，咳嗽好些了没有，今天还要继续输液，液体总量是 1000 毫升，您要不要先去方便一下？"

患者："不用了。"

护士："今天在哪个手上输液，我来看看血管。""就选这儿好吗？"

2. 操作中指导

护士："王师傅，请您把手伸出来，（铺治疗巾、扎止血带，选择血管）您的血管很好，我会尽力的，请别害怕。"

患者："没事的，我不害怕，请放心扎好了。"

护士"（消毒）进针时有点疼，请您握拳……好啦，疼吗？（穿刺、固定，调节输液速度）"

患者："不疼，您技术真好！"

3. 操作后嘱咐

护士："好了，谢谢您的配合。我已把针头固定好，由于输液的时间比较长，您活动时要小心，如果针头穿破血管还得重新扎，增加您的痛苦。"

护士："根据您的病情、体质、年龄和药物性质，我已把滴速调至每分钟 60 滴，请您不要随意调节。"

患者："好的，我知道了。为什么要调到 60 滴，输液速度也有讲究吗？"

护士："是的，输液速度是根据患者的心脏功能、年龄大小、药物性质的不同来调节的，一般情况下，成年人每分钟 40～60 滴，太快，会增加心脏负担，尤其是心脏病患者。按照您的情况，给您调到 60 滴，很合适。"

护士："在输液过程中，如果发现局部肿胀、疼痛，液体不滴，或有事请按呼叫器，我也会经常来看您的，并及时更换液体，您安心休息吧。"

（四）女患者留置导尿术

患者祁某，女，44 岁，教师。子宫肌瘤，手术前留置导尿。

1. 操作前解释

护士："祁老师，早上好，今天上午十点为您做子宫肌瘤切除术，术前需要留置导尿管，目的是为了排空膀胱，便于手术操作，请您配合。"

患者："插管疼不疼？"

护士："不疼，就是在插管时有一点胀的感觉，您按我的吩咐配合，不会让您痛苦的。"

2. 操作中指导

护士："请您先清洗一下外阴，以减少会阴部的分泌物和细菌，防止感染的发生。"（清洗完毕）"请您平躺，脱下左侧裤腿，两腿分开，外展。对，就是这样，放松，不要用力……您用的是气囊导尿管，我已经固定好了，您配合得很好，现在导尿管已经插好，尿袋也已经接好了，您可以把两腿放平，我帮您把被子盖好，等候手术吧。"

3. 操作后嘱咐

护士："祁女士，请您记住不要自己牵拉尿管，强行外拽可能会造成尿道损伤。您翻身时也要注意不要压住尿管，以防阻塞。一会儿手术室护士就来接您去手术室，您不要紧张。"

患者："我还是很担心，不知道手术会怎样？"

护士："您放心，我昨天已经给您讲了，这只是普通手术，很快就会恢复的，手术室的小李护士您也见过了，手术时她会一直守在您的身边。手术后 24 小时，导尿管就可以拔掉，您就可以下床活动了。好了，祝您手术顺利！"

（五）静脉输血法

患者梁某，女，66 岁，退休工人。因肺癌住院手术，患者血色素为 58g/L，为纠正贫血而输血 400 毫升，为手术做准备。

1. 操作前解释

护士："梁奶奶，您好，看您今天的气色比前几天好多了。为了纠正您的贫血，增加血红蛋白，补充抗体，增强抵抗能力，保障手术的顺利进行，今天要为您输血 400 毫升。昨天已进行了血型鉴定和交叉配血试验，您为 A 型血，这是要输给您的同型血液，我们已经反复核对了，您放心吧……"

2. 操作中指导

护士："梁奶奶，我现在先给您输一些生理盐水，输液针头比较粗，是 9 号的头皮针，比平时输液要疼一些，请您忍耐一下……现在开始输血，为了慎重起见，我和张护士再来核对一下，您是 5 床的梁某，年龄 66 岁，A 型血……（两人三查八对后签字，换上血袋），我先把输血速度调慢些，观察 15 分钟，若无不良反应，再适当调快。"

3. 操作后嘱咐

护士："梁奶奶，您有什么不舒服吗？"

患者："没有。"

护士："输血滴速我已调好，您不要随意调节，一旦感觉不舒服，立即按呼叫器，我也会随时来看您的……现在血已输完，再输一些生理盐水，等输血管里的全部血液都输完后才能拔针……由于输血用的针头较粗，拔针后，您像我这样多按压一会儿……好，请您休息吧。"

（六）氧气吸入法

患者殷某，女，70 岁。患支气管哮喘，因呼吸困难给予氧气吸入治疗。

1. 操作前解释

护士："殷奶奶，您现在喘得厉害，需要吸氧治疗。吸氧可以提高肺泡内的氧分压，纠正缺氧状态。吸氧后您就感觉舒服一些。现在用的是双侧鼻导管吸氧法吸氧，就是把鼻导管放入鼻腔，然后再固定到耳后，很方便的，不会给您带来不适。"

2. 操作中指导

护士："您躺好，我来检查一下您的鼻腔情况，（按住一侧鼻腔让患者闭口用鼻呼气）好，您的鼻腔没问题，现在我用湿棉签给您清洁一下鼻腔，便于氧气进入顺畅……氧气流量调节好了，我来帮您把鼻导管放入鼻腔，把固定带放到耳后，松紧合适吗？"

3. 操作后嘱咐

护士："您现在感觉怎样，好些了吗？"

患者："好多了。"

护士："为了您的安全，请您和家属不要随意调动氧气开关，也不要在病房里吸烟，更不要使用电炉、酒精炉，以防发生意外事故，我会经常来看您的，请您好好休息吧！"

实践一　护士工作礼仪实践训练

一、实践目标

熟练掌握新入院患者的接待礼仪。

学会接待礼仪。

二、实践准备

（一）用物准备

1. **场地**　实验室或模拟病房。
2. **道具**　入院介绍卡、作息时间表、一次性纸杯。

（二）环境准备

整洁、安静、明亮、宽敞、温湿度适宜。

（三）护生准备

1. 护生应衣帽整洁，举止得体，符合护士行为规范要求。
2. 熟悉本节课的内容、要求、目的。
3. 角色扮演，课前分组，每组按情景设计内容，根据案例情景编排角色。

（四）案例准备

范例：患者王女士，65 岁。因类风湿性关节炎急性发作入院。

情景设计：办公室护士小刘，接到住院处电话通知，有一位患有类风湿性关节炎的女患者需住院治疗，请做好接待准备。随后办公室门口来了两人，其中一人右手搀扶着一位老年妇女，左手拿着住院证，被搀扶的老人面色苍白，行走困难，精神欠佳……

三、实践过程

1. **范例演示**　教师首先对范例内容进行分析讲解，并与学生共同探讨设计接待方案。按照接待礼仪要求，由教师扮演护士，一位护生扮演患者进行演示。详细讲解新入院患者的接待礼仪和注意事项，或制作成多媒体教学片让学生观看。

2. **实践场景**

值班护士（面带微笑）："您好，您是王女士吧！请坐，我是办公室护士李某，今天由我来接待您，请把病历和有关手续给我。"（护士双手接过病历）

患者："谢谢！"（值班护士办理手续）

值班护士："王女士，您好！请跟我来，我先带您到病房去，好吗？"

患者："好的。"

值班护士："（边推轮椅边介绍护士办公室、医生办公室、卫生间、治疗室、处置室等）这是您的床位，您的主管医生是李大夫，责任护士是张护士，医生马上过来为您检查，请稍等片刻。"

责任护士：（携带用物到床前，面带微笑）"王女士，您好，我是您的责任护士张芳，您叫我小张就可以了，从今天开始到您出院，都由我来照顾您。您有什么需要帮助的，可以随时找我，我会尽可能帮您解决的。您的主管医生是李大夫，他有多年治疗这种病的经验，人很负责任，希望您能积极配合治疗，安心养病，我们会尽全力让您早日康复。""您先休息一下，我一会儿给您测量一下生命体征。"

患者："小张，麻烦你了。"

责任护士："为了您的健康，我们会尽力的。""王女士，床下有脸盆架、鞋架，床侧有床头柜，床头有呼叫器，有什么事，可通过它呼叫我们，我们一定尽最大能力帮助解决。"（介绍同室病友）

患者："好的，谢谢。"

责任护士："不用谢，这是我院的入院须知和作息时间表，您抽空看看，您有什么问题我会随时为您解答，谢谢您的信任和支持！""您先休息，一会儿医生会来看您。"

3. **分组训练** 将学生分成 6~8 人一组，进行分组练习。用角色扮演的学习方法，引导学生组织情景对话。每组中由若干护生扮演不同角色，其余护生进行评议。

四、注意事项

1. 注意语言的文明性、规范性、全面性。
2. 注意在接待过程中的仪表与表情。
3. 注意护生的团结协作能力。

五、实践评价

护生在训练过程中是否仪表端庄，举止大方，接待患者主动热情、周到，态度和蔼，亲切；介绍语言规范，通俗易懂；引导方式规范；各小组是否积极配合，是否体现团队协作精神；各组对情景的编排和演示是否有新意，是否体现出对患者的尊重、关心、体贴，是否能及时满足患者的需要。

实践二 护理操作礼仪实践训练

一、实践目标

熟练掌握护士操作礼仪。
学会操作中的指导。

二、实践准备

（一）用物准备

1. **场地** 实验室或模拟病房
2. **道具** 病历夹、治疗盘（内放血压计、体温计、听诊器、记录本、笔、有秒针的表、弯盘、纱布、消毒液、小手巾。）

（二）环境准备

床单位整洁，病室安静、明亮、宽敞、温度适宜。

（三）护生准备

1. 护生应衣帽整洁，举止得体，符合护士行为规范要求。
2. 熟悉本节课的内容、要求、目的。
3. 角色扮演，课前分组，每组按情景设计内容、编排角色。

（四）案例准备

范例：患者王女士，65 岁。因类风湿性关节炎急性发作入院。护士进行体温、脉搏、呼吸、血压的测量。

情景设计：3 床，王女士，躺在床上休息，手里拿了一本杂志在看。

三、实践过程

1. **范例演示**　教师首先对范例内容进行分析讲解，按照操作礼仪要求，由其扮演护士，一位护生扮演患者进行演示。详细讲解操作礼仪和注意事项，或制作成多媒体教学片让学生观看。

2. **实践场景**

（1）护士用治疗车携用物到病房。

（2）护士操作前的询问解释，操作中的指导，操作后对患者的嘱咐及致谢。

3. **分组训练**　将学生分成 6～8 人一组，进行分组练习。用角色扮演的学习方法，引导学生组织情景对话。

四、注意事项

1. 注意语言的文明性、规范性、全面性。
2. 注意操作解释合理、指导得当。
3. 注意操作配合默契、练习有序。

五、实践评价

护生在训练过程中是否仪表端庄，举止大方；在模拟操作中完成操作前解释、操作中指导和操作后的嘱咐。各小组是否积极配合，是否体现团队协作精神，是否体现出对患者的尊重、关心、体贴，是否能及时满足患者的需要。

同步训练

1. 医院工作人员中，与患者见面的第一人通常是（　　）

    A. 门诊护士　　　　　B. 急诊护士　　　　　C. 内科护士

    D. 外科护士　　　　　E. 手术室护士

2. 如果主人亲自驾驶汽车，首位座位应为（　　）

    A. 副驾驶座　　　　　B. 后排右侧座位　　　C. 后排左侧座位

    D. 没有尊卑之分　　　E. 后排中间座位

3. 出入无人值守的电梯时，陪同者应（　　）

    A. 先进、先出　　　　B. 先进、后出　　　　C. 后进、先出

    D. 后进、后出　　　　E. 随意，都可以

4. 急诊护士在面对患者家属过激的语言时，不应当采取的做法是（　　）

    A. 冷静对待　　　　　B. 充分理解　　　　　C. 站在对方角度为其考虑

    D. 随时向他们交代病情的变化　　　　　E. 反唇相讥

5. 护士在进入有人管理的电梯时，建议采取的方法是（　　）

    A. 先入后出　　　　　B. 先入先出　　　　　C. 后入先出

    D. 后入后出　　　　　E. 看方便程度而定

6. 下面哪种不属于急诊护士的工作礼仪（　　）

    A. 充分做好急救前的准备　　　　　B. 服从抢救工作的安排

    C. 积极主动有效地配合诊治和抢救　　D. 妥善处理好和家属的关系

    E. 繁忙中不必过多考虑礼节

7. 操作中的礼仪不包括下面哪种（　　）

    A. 端庄的仪表　　　　B. 和蔼的态度　　　　C. 娴熟的技术

    D. 无微不至地关怀　　E. 诚恳地致谢

8. 护士在观察病情时，为了便于及时地抢救和处理，特别应该善于发现（　　）

    A. 患者的症状　　　　B. 患者的体征　　　　C. 患者的言语

    D. 患者可能出现危象的征兆　　　　　E. 患者的心态

9. 在患者手术前，护士应做好疏导工作，下列哪项不符合要求（　　）

    A. 帮助患者熟悉手术的各项准备　　　B. 帮助患者熟悉注意事项

    C. 选择相对安静，患者方便时间进行　D. 详细介绍手术过程

    E. 耐心解答患者提出的问题

10. 急诊护士应当具备严格的（　　）

    A. 时间观念　　　　　B. 道德观念　　　　　C. 爱心观念

    D. 技术观念　　　　　E. 服务观念

11. 外科患者感觉不适，心理状况差的主要原因之一是（　　）

    A. 自理能力差　　　　B. 术后疼痛　　　　　C. 耐受力低

D. 恐惧担心　　　　　E. 压抑烦闷

12. 在患者进入病区以后，下列的护理工作礼仪不妥的是（　　　）

A. 热情问候　　　　B. 自我介绍　　　　C. 双手接过病历

D. 多使用礼貌用语　E. 详细做术前指导

13. 陪同患者进出无人管理的电梯时，护士应该（　　　）

A. 请患者先进入电梯　　　　　　　B. 请患者家属先进入电梯

C. 自己先进入电梯　　　　　　　　D. 谁方便谁先进入电梯

E. 护士要先出电梯

14. 某礼仪护士陪同院长、副院长、护理部主任接待上级领导来院视察、指导工作，下列做法不妥的是（　　　）

A. 寒暄后，礼仪护士陪同领导到四楼会议室，路途没有给予任何提示

B. 到达会议室后，请来宾中的级别最高的客人坐在了正对门一排的中间沙发上

C. 非常热情地献上了一杯7~8分满的茶水，并用手势指示来宾"请喝茶"

D. 护理部主任把本科主任和护士长介绍给来宾后，又把来宾介绍给科主任和护士长

E. 礼仪护士把来宾引导病区护理站时，值班护士放下手中工作，起立迎接，表示欢迎

15. 在上下楼梯时，应坚持的原则是（　　　）

A. 左上左下　　　　B. 左上右下　　　　C. 右上右下

D. 右上左下　　　　E. 随意上下

16. 患者男，50岁。按医嘱进行输液，下列不符合操作前的礼仪的是（　　　）

A．认真核对　　　　B. 合理解释　　　　C. 礼貌称呼

D. 举止得体　　　　E. 诚恳致谢

17. 急救物品的完好率需达到（　　　）

A. 90%　　　　　　B. 92%　　　　　　C. 95%

D. 99%　　　　　　E. 100%

参考答案

1. A　　2. A　　3. B　　4. E　　5. C　　6. E　　7. E　　8. D　　9. D　　10. A

11. D　　12. E　　13. C　　14. A　　15. C　　16. E　　17. E

第七章　求职礼仪

知识要点

掌握：书面求职礼仪的要求、面试礼仪中的相关知识。

熟悉：面试前、面试后礼仪的内容、书面求职礼仪内容。

了解：求职礼仪的概念、求职礼仪种类。

第一节　求职礼仪概述

求职是人生中重要的一步，对于每一个人来说，想要在求职过程中一举成功，除了要具备良好的专业素质以外，礼仪则是一个重要的支撑。掌握好求职礼仪将会起到事半功倍、锦上添花的作用。

一、求职礼仪概念

著名心理学家奥里·欧文斯曾经说过："大多数人录用的是他们喜欢的人，而不是能干的人。"这种说法虽然有些片面，但却道出了求职礼仪对一个人能否顺利就业的重要性。

（一）求职礼仪概念

求职礼仪是礼仪的一种，它是求职者在求职过程中与招聘单位招聘者接触时应具有的礼貌行为和仪表形态规范。它通过求职者的应聘资料、语言、举止、仪表、着装打扮等方面体现求职者的内在素质和外在形象。求职礼仪的原则是在求职过程中要诚恳、谦恭、不卑不亢。求职礼仪的培养应该是内外兼修的，古语说得好：腹有诗书气自华。内在修养修炼是掌握求职礼仪最根本的途径。

科学研究证明，第一印象往往是在看到一个人仪容、表情、举止、穿着和佩饰等后三秒钟内形成的，它使人形成一种特殊的心理和情绪定式，无形中影响人们相互交往的进展与深度。在求职过程中，第一印象至关重要。注重求职礼仪，把握好求职过程中对仪容、仪表、举止、谈吐等方面的礼仪要求，就可以最大限度地把握就业机会。

课堂互动

生活中，你认为人的第一印象主要包括哪些内容？课堂中老师如何给学生留下一个良好的第一印象。

（二）求职礼仪与求职的关系

1. 推销自我　礼仪能规范人的举止，防止因小节而误事。同时，借助礼仪可以推销自己的文化素质、体现自己的道德水准、反映自己的个性，顺利完成面试的全过程。

2. 规范行为　"诚于中而行于外，慧于心而秀于言"，用礼仪的规范来应对求职过程中的环节。把内在的道德品质和外在的礼仪形式有机地统一起来，让言谈、举止、仪表和服饰反映出你的品德修养、文明程度和精神面貌。

3. 维护尊严　一个懂得如何尊敬别人的人，一定能够懂得如何自尊，通过礼仪表达"求"的心态的同时，也要运用礼仪提出和维护自己正当的利益、要求和尊严。

◈知识链接

某知名企业在招聘时，曾经设计过一道看起来不起眼儿的小题目，使硬件较弱的韦嘉成功应聘。面试那天，二十多位求职者坐满了会议室，招聘名额只有五个。在等待中，一位抱着很多材料的工作人员艰难地从会议室里经过，很需要有人帮助一下，但周围的求职者谁也没动，好像没看到一样。这时候，离这位工作人员较远的韦嘉过来帮他拿了很多东西并送进了办公室。面试结束后，韦嘉成为五名聘用者之一。

二、求职礼仪种类

按照用人单位的招聘方式划分，求职礼仪可分为书面求职礼仪和面试求职礼仪。

（一）书面求职礼仪

书面求职礼仪包括媒体广告招聘、信息库查询、互联网招聘等求职礼仪。这类招聘的共同特点是宣传力度较大，覆盖面较广，受众接受率较高，用人单位对你的了解都只是"纸上谈兵"，所以取得成功的难度也会加大。因此写好求职信和提供相关的资料显得尤为重要。如个人简历等。

（二）面试求职礼仪

面试求职礼仪包括单位现场面对面招聘、委托中介机构代为面试招聘等方式。这类招聘的共同特点是面对面的"短兵相接"，尤其是学校组织的招聘专场会，应聘成功率较高，这种方式的要点是如何抓住这短暂的时间，表现出自己的优势从而胜出。

 课堂互动

面对互联网招聘信息，我们如何从众多的招聘信息中甄别真伪，提高求职的成功率？

第二节　书面求职礼仪

一、书面求职礼仪内容

求职择业的过程实质上就是知识能力和心理素质展示的过程。书面求职如何避免因无法面对面的交流而造成的遗憾，除了要正确定位、调整心态外，足够的准备可以提供一定程度的帮助。

（一）书面求职前的准备工作

尽可能地了解目标单位及其工作内容。例如有关用人单位的要求，客观到位地评估自己的求职资格及工作能力，尽可能地准备好用人单位对求职应聘者必须回答的要求。这些内容往往包括你的经历、成就、爱好，你对工作和学习的感受等。

（二）书面求职礼仪的组成

1. 求职信　一封好的求职信就是一块打开求职大门的"敲门砖"，是求职者迈向求职成功的第一步。

（1）求职信的概念和作用　求职信是求职者以书面形式自我举荐，为了表达求职愿望、陈述求职理由、提出求职目标而写给招聘单位的一种介绍性信函。集介绍、自我推荐和目标申请于一身，是求职者在求职过程中常用的一种方法。通过它向用人单位展示自己适合目标工作的知识水平、工作能力、人格魅力，从而建立起与用人单位的密切联系，为成功就职奠定良好基础。

（2）求职信的分类　求职信从不同角度划分有很多种类，其内容侧重点和行文语气也各有不同。

从有无实践经验的角度划分，分为毕业求职（初次就业）与重新求职（含"跳槽"或再就业）两种情况。

从获得招聘信息的角度划分，分为自荐求职和应聘求职两种情况。

从求职目标的角度划分，分为明确单位和无明确单位的求职信。后者到处"撒网"，目前在人才市场上，是很多毕业生普遍使用的一种求职信。

从求职方式的角度划分，分为托人求职与求职推荐两种。

（3）求职信的内容　　求职信是求职者推销自我、展示个人实力的专业书函，其中心是求职。因此，求职信主要包括下列内容：

我是谁　陈述基本情况。包括求职者的姓名、年龄、学校、专业、政治面貌等，针对不同行业、单位的具体要求，必要时还可以加上出生年月、籍贯、身高、体重、爱好、特长等项目。

我想干什么　直击求职目标。说明用人信息的来源，表示你对该单位已有初步印象。写清楚你到用人单位应聘的具体岗位，还可以附带讲明除某类工作外，还可以胜任哪些其他类型的工作。

我会（能）干什么　求职理由和条件。这是求职信的核心部分。重点突出两个部分，一是个人学历、知识结构，包括所学课程、各科成绩、实训实习、外语水平、计算机水平等，表明你的知识水平、理论修养达到该工作岗位的要求；二是个人经历、工作能力，包括获奖情况，毕业生要写清楚自己所参加或组织的社会实践活动以及在专业或其他各项活动中所获得的各种奖励。

如何找到我　提供联系方式。如固定电话、手机、E－MAIL、住址、联系人等。

（4）求职信的格式

收信人称呼　求职信是以"下"求"上"的一封特殊信函。对收信人的称呼一定要严谨、正规、礼貌、尊敬。

正文　正文部分是求职信的中心内容，写作形式可以多种多样，求职者可充分发挥自己的才华，重点围绕求职目标、求职理由、求职条件展开。

结尾　结尾部分包括三方面内容，一是表明自己的态度，希望得到对方答复进而参加面试；二是表示敬意和祝福；三是留下自己的联系方式。

署名　按照中国人的习惯，恭恭敬敬地直接署上自己的名字即可，不画蛇添足。

日期　日期应写在署名的右下方，用阿拉伯数字写明年、月、日。

附件　包括学历证、职称证、各种资格证、获奖证书的复印件等，必要时也可附加自己的科研成果、论文论著，应届毕业生最好附有教务科盖章的在校期间各科成绩表，列出附件目录，不宜太多。

2. 个人简历

（1）概念　　个人简历是求职者生活、学习、工作、经历、成绩的概括，也是展示自身能力和价值的重要方式。一般说来，个人简历很少单独寄出，它多是作为求职信的附件呈送给用人单位。

（2）格式　　个人简历按其功能可分为两种格式，一种是通用式，一种是功能式。

通用式　适用于初涉职场的求职者，如大中专毕业生。主要是按照时间顺序来排列。毕业生填制求职简历时如果没有"工作经历"，可以将此部分改为"实习经历"或"社会实践经历"。通用式简历的适用范围不受所申请职位的限制，缺点是针对性不强。

功能式　适用于职业经验丰富的求职者。在简历开头即表明求职目标，突出能够满足目标用人单位需要的技能、能力和资质。以工作业绩为重点，围绕求职目标展开。

我们以常见的通用式为例，说明个人简历的内容和撰写要求。

（3）个人简历的内容　主要包括4个部分。

基本情况　一般而言，基本情况介绍越详细的越好，但不能画蛇添足，一个内容要素用一两个关键词简明扼要地概括就足够了。

学习情况　主要写明个人学历、知识结构，包括所学课程、各科成绩、实训实习、外语水平、计算机水平等，表明你的知识水平、理论修养达到该工作岗位的要求。

工作经历　主要突出在学校阶段所担任的社会工作、职务，在各种实习机会中担当的工作。书写的内容可包括职务、职责以及业绩。

求职意向　指求职目标或个人期望的工作职位，表明你通过求职希望得到什么样的工种、职位，以及你的奋斗目标，可以和个人特长等合写在一起，尽可能使你的专长、兴趣、性格与你所谋求的职业、职位的特点、要求相吻合。

二、书面求职礼仪要求

求职信是求职者以书面形式与用人单位进行的第一次接触，质量的高低，是用人单位决定取舍的重要依据。

1. **精心设计，格式正确**　求职信能表现出一个人的文化素养和气质特质，要在讲究规范的基础上凸显个性；规范书写格式，尽量用全称；用钢笔，选择优质的信纸和信封。

2. **内容简捷，重点突出**　要有针对性，写招聘单位所关注的内容，用事实说话，要避免夸夸其谈，求职信以2页1500字较合适，简历以800字为宜。

3. **字迹清楚，书写正确**　亲笔书写会让对方觉得你是专门为他所写，他就会觉得你很尊重他，从而增加成功的希望。手写，字迹要工整、漂亮，如果是打印，要精心排版。无论何种形式，都要尽量避免笔误或拼写错误，不能错用标点符号。

4. **态度谦恭，用词恰当**　实事求是，恰如其分地介绍自己的能力和特长，不必谦虚。自身某一方面确有能力，适当地陈述是信心的体现，可以适度包装，但切忌把握不好分寸、口气太大，流露出志在必得的情绪。

5. **关注职位，回避薪酬**　在求职信中，要用较多的文字表达对工作的热爱，表达择业意向的坚定，表达自己的各方面素质和能力。对于工作待遇、福利待遇、工资问题等，可以在面试时进行商议。

6. **注意礼貌，不断完善**　求职信是一种外在形式，一份求职信的完成过程就是一次彻底的自我挖掘过程，应结合每一次求职中遇到的变化，反复修改，不断完善，切忌千篇一律。称呼对方要有礼貌，提出问题要用商量的口气，在结尾处不要忘记向对方致谢。

❖ **知识链接**

　　写求职信要"三忌三要三突出"

　　"三忌"　一忌过分自信即"天生我材必有用"，在求职信中流露出盲目自信，甚至提出过分要求；二忌洋洋万言，述说自己对几乎所有职业都有能力和兴趣，一副"包打天下"的架势；三忌主题不明，事无巨细，写成一份流水式学习工作总结。

　　"三要"　一要精心构思，着力于表达或暗示自己的聪明才智、适应能力、工作态度和发展潜力；二要情有独钟，展现出自己对应聘单位及拟从事岗位有着浓厚兴趣；三要新颖独特，在形式和内容上都要争取多一些冲击力或震撼力，突出重点，兼及一般。

　　"三突出"　突出自己的"名、优、特"，并且与所求岗位直接相关。一是突出名气，你在同行中或是周围人群里名气如何，曾取得过什么成绩，受过什么奖励，别人的评价如何等；二是突出优点、长处，特别是那些你有而别人没有的优点和长处，比如用人单位正好需要的技术特长、知识水平和其他本领；三是突出特殊技术和能力，能解决别人不能解决的困难，掌握和策划别人不能完成的技术和方案。

第三节　面试求职礼仪

一、面试前礼仪

（一）了解招聘单位和招聘职位的要求

　　面试官提问的出发点，往往与招聘单位有关，"知己知彼，百战不殆"，我们在求职面试前对用人单位了解越多，越能增加我们求职面试成功的几率。可以从网上查询，单位性质、业务范围、单位文化、职位要求等，尤其是这些职位软性的技能需求等，这样有利于有针对性地展示自己的特长，可以让你在面试中提出更聪明的问题，并让你在回答问题时融入你对该单位的了解，这两点很容易打动面试官。

　课堂互动

　　同学们，如果你去医院应聘，你应该提前了解哪些信息？

（二）了解面试官的心理

对于面试有一个典型的说法："最合适才是最好，绝不是最好是最好的"。面试官会从面谈中了解求职者的性格及人际关系，情绪状况、人格、成熟度；对工作的热忱度及责任心、理想、抱负等。因此，了解面试官心理，对成功应对面试会有很大帮助。

面试官的心理主要表现在：首因心理，求职时，如何给面试官一个良好的第一印象显得相当重要；优势心理，当面试官对面试结果评定上有个人倾向时，应该不卑不亢，以一种平和的心态去对待；定势心理，应在较短的时间内抓住他的心理，随机应变；伯乐心理，面试人员大都希望自己就是伯乐，要充分展示自己的才能，给他一种信息表明你就是一个有才能的人；疲劳心理，要找到能吸引他的话题，恰当地运用形体语言，说话简洁明了，避免啰唆；专业倾向，面试官过多地使用专业术语或职业行话，要在最短的时间内理解所提出的问题，积极应对；标准化倾向，单位要招的是"适才适岗"的人，要突出你对这个职位哪几点是最合适的。

（三）准备合适的自我介绍

自我介绍，既是打动面试官的敲门砖，也是推销自己的极好机会。因此，一定要好好把握。应聘者具体应注意以下几点：

1. 掌握时间　专家提议，三分钟最为适当。如果面试官规定了时间，一定要注意时间的掌握，既不能超时，也不能过于简短。

2. 业绩为主　介绍不宜太多停留在简历中陈述的内容，更多地谈一些与你所应聘职位有关的工作经历和所取得的成绩，以证明你确实有能力胜任你所应聘的这个职位。

3. 备份简历　一般来说，审阅简历和面试的不一定是同一个人。面试官需要的理由就是观察你的细心、周到，是否是有备而来。

（四）了解面试方式

1. 从考察内容划分　分为标准、非标准、定向面试。

（1）标准程序　按开始－中间－最后的流程进行，有规律可循。

（2）非标准程序　面试官想到哪问到哪，主要靠临场发挥。

（3）专业定向　主要是考察求职者的专业知识。

2. 从考察方式划分　分为场景、案例、随意性面试。

（1）场景面试　招聘单位虚拟求职者所申请的工作环境，直接让其进入工作角色，测试其能力。

（2）案例面试　招聘单位设计案例来判断求职者的能力。

（3）随意性面试　看似随意，求职者要谨慎作答，细节至关重要。

3. 从阶段划分为初步筛选、多轮选拔、最后一轮面试。

（1）初步筛选　求职者众多，每人时间有限，面试官级别较低。

（2）多轮选拔　时间和周期都会更长，程序更复杂，面试官级别较高。

（3）最后一轮　关键一环，决定求职者的去留。

4. 从出场人数划分　分为一对一、多对一、一对多式面试。

（1）一对一式　是面试中最普遍采用的一种方式。

（2）多对一式　一位主考官，配有数个副考官，求职者一人面对众多考官。

（3）一对多式　一位面试官面对数个求职者，校园面试中常用。

（五）模拟面试场景练习

面试前的有针对性的练习，争取有备无患，有备而去。

1. 面试话题模拟　面试基本题目大同小异，可以事先准备，临场不乱。

2. 实际场景练习　每一次的面试机会都不要轻易放弃，积累实战经验。

3. 模拟场景练习　对着镜子自己练习，这是一种最基本的练习。同学间相互提问，相互担当面试官。条件允许的话，找业内比较有名气的面试官提前练习，指出不足。

二、面试中礼仪

"七分钟留下第一印象"法则是面试中礼仪的重要环节。所以求职者在开始面试的时候一定要把握好机会，用最棒的开场白给面试官留下一个好印象。

（一）注重介绍

力求简洁而特色的自我介绍。

1. 身份介绍　清晰、准确地说出自己的身份。

2. 重点突出　要投其所好，不求长，必须思路清晰，突出重点，使人听了油然地对你产生兴趣和好感。

3. 强调优势　不要完全重复自己简历上的内容，而应陈述自己的强项、优点、技能，突出成就、专业知识、学术背景等。

（二）注重仪表

力求朴实、大方、端庄。

1. 衣着要得体　质地忌皱折，穿着要合身；款式以朴素、简练、精干为宜。男士宜穿西装，黑、白、灰三色最保险；女士宜穿裙装，不宜穿紧身衣服或牛仔装。

2. 发型要整齐　头发要干净、有光泽，发型不宜过于新奇而惹人注目。

3. 鞋子要清洁　鞋子一定要干净，尤其是赴外企招聘。

4. 饰物要相配　最好带一个文件夹或公文包，可以把个人资料如简历、证书以及文具等都放进去。切忌面试时向面试官借用纸张和笔，这样会显得训练无素。

（三）注重礼节

力求得体的言行举止。

1. 守时准时　这是最基本的礼节。如果遭遇堵车等意外，说明情况并致歉。

2. **耐心候考**　按照工作人员的指令，到达面试现场候考，切忌东张西望。

3. **礼貌赴考**　敲门进入面试室，得到允许后轻轻地推门进去，然后关门。

4. **良性互动**　有请时再入座，并致谢；有问才作答，避免与面试官套交情。

（四）注重细节

注重细节是最完美的介绍信

1. **独立面对**　不要让他人陪同，会给面试官留下你缺乏自信、独立性不强的印象。

2. **果断取舍**　不可优柔寡断，否则会引起主考官对你工作作风与能力的怀疑。

3. **以礼相待**　不要旁若无人，好印象并非只是对面的面试官。

4. **递物规范**　随身带的物品，置于座椅侧或背后，有序摆放，确保不用翻找就可以迅速取出所有资料。递送资料，应双手奉上，大方谦逊。

5. **举止得体**

（1）**保持微笑**　微笑是人与人之间最好的沟通方式，给别人微笑赢得别人的信任和尊重。

（2）**优雅站姿**　站立是一种静态美，表现出饱满的精神状态。

（3）**端庄行走**　面带微笑，眼睛平视，双肩平稳，有一定的节奏感，走出步韵来。

（4）**良好坐姿**　轻、稳、定、缓，坐在椅子的1/2 ~ 2/3位置，自然地将腰伸直。

（5）**自然手势**　交谈时的手势不宜过多，动作不宜过大，面带微笑。

（6）**平和眼神**　眼神要自然，巧用面试三角区效应。如果不止一个人在场，你说话的时候要常用目光扫视一下其他人，以示尊重和平等。

6. **积极聆听**　言多必失，适度互动，不时做出点头同意状，不要随意打断对方的讲话。

❖ 知识链接

面试谈话中应掌握的语言表达技巧

　　简明扼要：受时间和内容的限制，说话应简明扼要，用最少的话语传递尽可能多的信息。通常要注意三个问题：一是紧扣提问回答；二是要克服啰唆重复的语病；三是要戒掉口头禅。

　　通俗朴实：语言要通俗易懂，朴实无华，不要过多地使用专业术语。巧用善用生动形象和幽默风趣的语言。

　　语速适度：语气要平和、语调要恰当，音量要适中。语速最好是不快不慢，口齿要清楚，说话时注意句与句之间的间隔，使人感到你思路清晰，沉着冷静。

7. **礼貌道别**　以良好的礼貌结束自己的面试。

（1）**座椅归位**　将自己坐过的椅子轻轻地归为原位。

（2）**整理桌面**　要迅速把桌上或地上凌乱的东西收拾好再走，清理处置好水杯。

（3）礼节握手 站起身与面试官握手，注意握手力度，握手时对女性而言是"该出手时就出手"，对男性来说是"该出手时才出手"。

（4）轻声关门 感谢面试官的辛苦。出门时，转过身来面对着门把门关上，不要背对着门把门关上。

三、面试后礼仪

（一）及时联系

面试结束并不意味着求职过程的结束，应根据情况选择适当的方式主动、及时地与招聘单位联系。

1. 表示感谢 从感谢的媒介不同划分，可以有两种方式：

（1）电话感谢 在面试后的一两天之内给招聘单位打电话表示感谢，要简短，最好不要超过三分钟。打电话时间要合适，不要在工作繁忙时段、休息时间、用餐时间打电话。电话里不要询问面试结果，因为这个电话仅仅是为了表现你的礼貌、让对方加深对你的印象而已。

（2）书信感谢 书信感谢可以用电子邮件，也可以用书面感谢信，采用哪种方式，可根据具体情况决定。感谢信的内容要规范简洁。具体格式如下：

开头 应提及你的姓名及简单情况，然后提及面试时间，并对招聘人员表示感谢。

正文 要重申你对该单位、该职位的兴趣，增加有助于求职成功的事实内容，尽量修正你可能留给招聘人员的不良印象，补充说明在面谈中忽略或没有讲明的问题，突出你的相关资质。

结尾 表示你期望得到这份工作的迫切心情，以及为招聘单位的发展壮大做贡献的决心。

2. 询问结果 除了现场招聘会有当面结果以外，一般情况下，考官组要通过一定的程序最后确定录用人选，一般需要 3～5 天甚至更长的时间，至少等一星期后再联络。询问结果，最多三次电话询问。要注意自己的电话形象。通话中，要尊重对方，有礼、有节。当得知自己没被录用时，也应保持情绪稳定，可以诚恳地请教一下未被录用的原因。

（二）收整心情

求职往往是在经历一场心理战的考验，面试之后及时收整心情，调节情绪不容忽视。

1. 自我评估 面试结束，应该仔细将每个面试提问、每个重要细节记录下来，然后根据自己在面试中的表现，对自己的面试情况做一个自我评估。

2. 面对失败 "失败是成功之母"，从失败中寻找转机，快速消除挫败感，用积极的眼光尽快找到下一个努力方向。

3. 积极应对 以积极的态度认可自己，扬长避短，接受现实，实现自己的人生价值。

（三）就职准备

如果没有被录取，会收到一份辞谢通知书。应当礼貌地回信致谢，争取将来有幸加盟。

如果你幸运地被录取，你将接到"一份试用通知书"，在你得到这个非正式被录用的消息之后，未必就已经成功在望。你依然应该慎重，注意以下问题。

1. 录用单位是你求职的第几选择　求职中，同时报名参加多个单位的招聘是常有的事情。接到试用通知后，首先要清楚录用你的单位和这个职业是你求职的第几选择。如果已是你的第一选择，放弃不必要的再度面试；否则，就应尽量争取重新选择。

2. 录取条件是否与面试时相符　既要关注录取的条件中包括很多项目，如职位、起薪、报到日期等等，还要关注录用合同里是否有霸王条款，比如试用期的薪酬、收取定金或者保证金、工伤费用的处理、约定的工作最低年限、工资标准及加班报酬等等。

3. 上岗前的准备　如果经过反复考虑，最终决定接受这个单位的聘用，就应该在报到前到工作单位进行实地参观，学习应聘单位的文化，有利于你尽快熟悉工作环境。

如果入职后能在较短的时间内做好上述这些事情，就为你职场生涯开创了一个良好的开端，这将有利于你平安地度过试用期，顺利转为正式员工。

面试求职礼仪实践训练

一、实践目标

熟练掌握面试求职礼仪的基本方法。
学会面试求职礼仪中的沟通技巧。

二、实践准备

（一）用物准备

1. 场地　教室或者模拟面试室（含候考室、等分室、工作人员室）。
2. 道具　考题等文案、纸、笔、计时器、计算器、桌、椅、茶杯、开水等。

（二）环境准备

整洁、安静、温度适宜。

（三）护生准备

1. 护生可以着生活装，着工作服时应衣帽整洁，举止得体，符合护士行为规范。
2. 熟悉本节课的内容、要求、案例。

3. 分角色扮演，课前分组，每组按要求准备文案，根据面试环节需要编排角色和情景。

（四）案例准备

范例：某知名医院来学校招聘，李薇信心十足，与同学王曼曼来到了面试地点。面试前自以为很有把握的李薇最终落选了。

情景设计一：面试地点设在六楼会议室，电梯前已经有两位女士在等。电梯门开了，两位女士的动作有些慢，李薇便抢先一步跨了进去。"这破电梯，还吱吱地响，学校收那么多钱也不换换"，李薇随口说道。

情景设计二：到了六楼，下了电梯，李薇推门进候考室，不巧，一位工作人员端着一杯水被门一碰洒到了李薇的鞋子上，"对不起"工作人员马上道歉。李薇跺了跺脚，狠狠地瞪了她一眼。这些被工作人员看在眼里。

三、实践过程

1. 范例演示　教师首先对范例内容进行分析讲解，与学生共同探讨设计面试方案，按照求职面试礼仪要求，由教师扮演求职者，一名学生扮演面试考官进行演示，详细介绍面试要点和注意事项。

2. 实践场景　当工作人员通知面试者李薇进面试室时，李薇直接打开门。面试开始了，面试官居然就是刚才一起来的两位女士。

考官："你好，欢迎你参加今天的面试。"

李薇：一见是刚才在电梯上碰到的两位女士，像见到老朋友，热情地伸出手去与面试官握手。考官迟疑了一下还是和他礼节性的握手。

考官：请坐下。

李薇：没有看看椅子的位置，一屁股坐下，发出很大的响声，双腿抖动。

考官：请听题"………"

李薇：觉得面试的几个问题不难，答得很圆满。

最终，面试结果出来后，30 多名录用者中没有李薇的名字。

四、注意事项

1. 注意面试环节中礼仪的规范性使用。
2. 注意在面试官和求职者互动过程中的细节。
3. 注意求职者在未进入面试室之前的表现。

五、实践评价

护生在面试过程中是否按要求全部完成，角色扮演定位是否到位，表演是否流畅。通过案例演示，找出面试者失败的原因。

同步训练

1. 在求职应聘中递交个人求职资料下列不需要自己制作的求职材料是（　　）
   A. 职业资格证书　　　　　　　　B. 个人简历
   C. 求职信　　　　　　　　　　　D. 个人名片
   E. 个人照片

2. 现代企业招聘职校生，特别看重的因素是（　　）
   A. 毕业证书　　　　　　　　　　B. 社会关系
   C. 职业道德操守和实践操作技能　D. 实习指导教师的技能水平
   E. 家庭背景

3. 求职面试需要对用人单位进行一番了解，主要内容有（　　）
   A. 用人单位基本情况　　　　　　B. 用人单位工资情况
   C. 面试后的情况　　　　　　　　D. 招聘条件
   E. 住房待遇

4. 个人简历按基本功能可分为两种形式，一种是功能式，另一种是（　　）
   A. 简单式　　　　　　　　　　　B. 复杂式
   C. 功能式　　　　　　　　　　　D. 通用式
   E. 多用式

5. 求职信中对收信人的称呼一定要（　　）
   A. 客气　　　　　　　　　　　　B. 尊敬
   C. 敬礼　　　　　　　　　　　　D. 规范
   E. 谨慎

参考答案

1. A　　2. C　　3. A　　4. D　　5. B

第八章　护理人际沟通

 知识要点

掌握：人际沟通的含义及类型、护士人际沟通的作用、护士人际沟通能力的培养。

熟悉：人际沟通的基本内涵和影响因素、护士人际关系与人际沟通。

了解：人际沟通的过程与特性。

第一节　人际沟通概述

就每个人来说，自出生以来就一直处在一个人际沟通的环境中。但有的人际沟通是良好的，有的则并没有发挥作用，反而出现一些相反的结果。对于护生而言，是否能够进行有效沟通，关乎护理效果、护患关系。因此，学会如何进行良好沟通，正确传达信息，对于自己未来的职业生涯有着重要意义。

一、人际沟通的含义与类型

（一）人际沟通的含义

人际沟通是沟通的一个领域，是社会中人与人之间的联系过程，指人们为达到某种目的，凭借语言或非语言两大类媒介相互间进行传递信息、沟通思想和交流情感的过程，也是人际交往最基础的方式。其含义体现在两个方面：

1. 人际沟通是一种有意义的沟通历程　沟通的过程中，其内容表现出"是什么？"，其意图所传达的是"为什么？"，其价值的体现是沟通的重要性。

2. 人际沟通是一种互动　双方在人际沟通历程中是一种互动，对沟通前后所产生的意义是不一样的。如：某同学的饭卡里无余额了，需要向别人借钱充值，能否借到，在沟通前的结果有两种可能，一是"可以"，二是"不可以"。如果语气恰当、态度好，沟通成功，反之，结果相反。

课堂互动

在日常生活中，遇到陌生人向您问路，您会怎么办？

（二）人际沟通的类型

沟通类型的划分标准很多，根据不同形式可划分为各种类型。

1. **语言沟通与非语言沟通**　按沟通的手段划分。有关资料表明：在面对面的交流过程中，那些具有社交意义的信息只有 35% 来自语言文字，而 65% 的表达方式来自非语言文字。

（1）**语言沟通**　语言沟通是以语言文字为媒介的一种准确、有效、广泛的沟通形式。它可超越时空，既可以记载、研究和撰写人类的历史与现状，也可以将先进的思想和知识与更多的人分享。

（2）**非语言沟通**　非语言沟通是通过某些非语言媒介，如表情、眼神、姿态、手势、仪表风度、行为举止等实现的沟通。非语言沟通是语言沟通的补充形式，有时可以单独使用。

2. **口头语言沟通和书面语言沟通**　按语言的表达形式划分。

3. **直接沟通与非直接沟通**　按沟通者的关系划分。

（1）**直接沟通**　它是人际沟通的常用方式。指运用人类自身固有的手段，无需媒介作中间联系的人际沟通。如面对面谈话、演讲、上课等。

（2）**非直接沟通**　依靠诸如信件、电话、电报、短信等媒介作中间联系的人际沟通。使用这类沟通方式的人们日益增多，它改变着人们的生活方式和沟通方式，拓宽了人际沟通的范围。

4. **有意沟通与无意沟通**　按沟通的目的划分。

（1）**有意沟通**　这种沟通具有一定的目的性，每一个沟通者，对自己沟通的目的都有所意识，一般比较容易理解。如通常的谈话、讲课、了解病情、护理患者，甚至闲聊，都是有意沟通。

（2）**无意沟通**　指在与他人的接触中没有意识到的信息交流。如护士巡视病房时，发现患者睡着了，护士会不自觉地放轻脚步和压低说话声音。又如同学们在逛街时，迎面走来一位气质高雅、穿着时尚的女士，虽然不认识，大家可能会自觉不自觉地放慢脚步、甚至会回头多看上两眼，投去羡慕的目光。

5. **正式沟通与非正式沟通**　按沟通者的场合划分。

（1）**正式沟通**　指通过正式的组织程序，按组织规定的渠道进行的信息交流。其特点是沟通渠道固定，信息传递准确，受重视程度高，速度较慢。在正式沟通过程中，对方常常试图掩盖自己的缺点，尽可能展示符合社会规范的优点。如国家机关的文件，医院各部门召开的会议，公函往来，课堂教学、课堂讨论等。

（2）**非正式沟通**　指正式渠道以外的信息交流。其特点是沟通形式灵活、信息传播速度快，但不一定准确。非正式沟通没有明确的规范，不受正式组织约束，不受时间和场合的限制，没有固定的传播媒介，人们的思想、态度、情感和需要易于表达出来，所以，行为举止更接近本来目的。如同学聚会、私下评论等。

6. 单向沟通、双向沟通与多向沟通　按沟通者的指向划分

（1）单向沟通　指一方只发送信息，另一方只接收信息的沟通过程。其特点是接受面广、信息传递快、容易造成误解、不易反馈。如报告会、学术讲座、看电视、听广播等。

（2）双向沟通　指沟通双方同时互为信息的发送者和接收者。其特点是信息准确、增进感情、增强信息接受者的信心，信息传递较慢。如病案讨论、病史采集、健康指导和辩论会等。

（3）多向沟通　多向沟通是指多个主体，网络式、交叉式的沟通。如网络课程的互动，医疗远程会诊、QQ 群聊等。

7. 上行沟通、下行沟通和平行沟通　按沟通的方向划分。

（1）上行沟通　是一种自下而上的沟通，下级向上级反映情况的沟通。其特点是组织决策层及时而准确地了解内部运行情况、成员的意见、意愿和建议，以便做出正确的决策。如医院召开职工代表大会、患者满意度调查座谈会、学校组织的教学反馈会等。

（2）下行沟通　是一种自上而下的沟通，即指上级把政策、目标、制度、规则等向下级传达的沟通。其特点是便于布置任务、安排工作。如医院公布重大决定、医院领导向各科室传达政策、提出要求等。

（3）平行沟通　是指组织或群体中的同级机构和成员之间的横向沟通。其特点是调整组织或群体及其成员之间的关系，加强合作、增进友谊、减少摩擦和冲突。如医护人员之间的沟通、护士之间的沟通、朋友之间的信件往来、同事间发送电子邮件等。

虽然人际沟通有不同的方式，现代科技的进步也为沟通提供了方便，但是最有效的方式仍然是面对面交谈这种最原始的沟通方式，而且这种最原始的沟通方式是无可取代的。

二、人际沟通的过程与特性

人际沟通是人类行为的基础。美国前总统罗斯福说："成功公式中，最重要的一项是与人相处。"而与人相处往往是从沟通开始的。

（一）人际沟通的过程

人际沟通的过程是一个复杂的过程，包括信息策划、信息编码、信息传输、信息解码、信息反馈和沟通干扰六个方面。

1. 信息策划　是对信息进行搜集、整理、加工、分析的过程。信息策划过程反映着信息发出者的逻辑思维能力的强弱。如有些人在会议发言后感到"我都不知道自己讲了些什么"，这是由于逻辑思维能力不强所致。

2. 信息编码　是将信息与意义符号化，编成一定的文字等语言形式或其他形式的符号，以某种形式表达出来。一般来讲，虽然有非语言沟通的补充和支持，但有时也可以弱化或抵消语言沟通。

3. 信息传输　是指通过一定的传输媒介将信息从一个主体传递到另一个主体。如在路上发现有人晕倒，应立即拨打"120"急救电话传递信息；学生家庭报告书常用书面形式传递信息；有些保密的文件是面对面的口头传达。

4. 信息解码　是将收到的信息以符合理解、恢复为思想，然后用自己的思维方式去理解这一信息。不同组织和个人的解码方式会有不同的沟通效果。

5. 信息反馈　是指信息接收者在获得信息后，根据自己的理解、感受和经验提出自己的看法和建议的过程。反馈是沟通的核心。

6. 沟通干扰　是指在沟通过程中都可能面临一些干扰因素。干扰因素可能来自于沟通者本身，也可能来自于外部环境。

（二）人际沟通的特性

人际沟通具有明确的目的性、象征性、关系性、学习性和决策性等五个方面的特性。

1. 目的性　人际沟通的目的性体现在满足社会需求、加强肯定自我、改善人际关系、解决当前困难等方面。如通过人际沟通可以发现自己的长处和特长，从而更加肯定自我。通过人际沟通来了解他人，从而发展和维持人际关系。

2. 象征性　人际沟通中的语言性或非语言性的符号都具有代表沟通者的象征意义。如一个患者初来门诊就医，尽管医生护士还没有来得及询问患者，但从他痛苦的表情、特征的动作，就可以大概判断他的疾病出现在哪个系统。

3. 关系性　指在任何沟通中，人们不只是分享内容和意义，也显示彼此间的关系。只有双方相互理解，才能达到有效沟通的目的。

4. 学习性　人际沟通表现的学习性，在于可以增长知识、获得信息，学习他人的沟通技巧，改进自己错误的沟通态度，不断提高沟通能力。

5. 决策性　人际沟通存在着决策过程中的信息交换和影响他人的作用，因此具有决策性。

三、人际沟通的基本内涵及其影响因素

（一）人际沟通的基本内涵

人际沟通首先要有需要沟通的信息，它可以是一件事情、一种观点、一份情感，这才赋予了人际沟通的意义和内涵；其次要有信息的传递，再重要的信息，再华丽的语言，再精确的表达，如果没有信息的接收者，不能传递给既定对象，依然无法实现信息分享和沟通。人际沟通的基本内涵包括如下几个方面：

1. 信息发出者　是指发出信息的人，也称为信息来源。信息发出者将自己的想法

通过语言、文字、符号、表情和动作等形式表达出来。

2. 信息　是指信息发出者希望传达的思想、感情、意见和观点等。包括语言和非语言的行为所传达的全部内容。

3. 媒介　是指信息由一个人传递到另一个人所通过的渠道，是信息的手段或工具。如视觉、听觉和触觉等。例如，面部表情是通过视觉途径传递的，语言信息是通过听觉途径传递的，护士为患者数脉搏是使用触觉渠道把关切和安慰的信息传递给患者。

4. 信息接收者　是指接收信息的人，即信息传递的对象。在有些沟通过程中，接收者同时也是传出者。

5. 信息环境　是指沟通发生的场所或环境及时间。如办公室、教室、病房、手术室、社区服务站等。包括每个沟通参与者的个人特征，如文化背景、学识水平、工作经历、情绪等。

6. 反馈　是指信息由接收者返回到发出者的过程，即信息接收者对信息发出者做出的反应。在护理工作中，护士要善于倾听和观察患者的反应，根据患者的病情反馈，及时调整护理方案。

❖知识链接

　　一般来讲，信息发出者在传递信息时使用的途径越多，接收者越能更好、更快、更准确地理解信息。美国护理专家罗查斯1986年的研究表明：单纯听过的内容能记住5%，见到的能记住30%，讨论过的内容能记住50%，亲自做过的事情能记住75%，教给别人做的事情能记住90%。

（二）人际沟通的影响因素

信息传递的各个环节常会受到某些因素的作用，从而影响到人际沟通的进行。了解什么因素在影响人际沟通的进行，将有利于提高人际沟通技巧，改进人际沟通的品质。影响人际沟通的因素主要有以下几个方面：

1. 环境因素

（1）噪声　喧闹的环境会分散沟通者的注意力，干扰人际沟通的效果。因此，安静的环境是保证人际沟通效果的重要条件之一。如医院周边的车辆声、门窗开关碰撞声、手机铃声等。

（2）距离　沟通双方的距离可以影响沟通者的参与程度，影响人际沟通的气氛。较近的距离代表合作、亲密、融洽，较远的距离代表防御或敌对。护士在与患者沟通时，应注意保持适当的距离，既让患者感到亲近，又不对其造成心理压力。

（3）隐秘性　涉及个人隐私的沟通内容，应选择隐秘的环境，否则会影响人际沟通的深度和效果。如在护患沟通中，如果涉及患者的个人隐私，条件允许时可选择无人打扰的房间，或请其他人暂时离开，或以屏风遮挡，或注意压低说话声音等，以解除患者顾虑，保证沟通的有效进行。

（4）氛围　简单、舒适而庄重的环境氛围有助于沟通的顺利进行，而室内光线过强或暗淡，室温过高或过低等，会使沟通者精神涣散，注意力不集中。

2. 个人因素

（1）情绪　是指对沟通可产生直接影响的具有感染力的一种心理因素。轻松、愉快的情绪可以增强沟通者的兴趣和能力，烦躁、焦虑的情绪会干扰人际沟通的信息传递，可能影响有效沟通。在护患沟通中，不仅要注意调整好自己的情绪，还要引导患者有一个良好的精神状态，保证护患沟通顺利进行。

（2）个性　热情、开朗、大方、善解人意的个性易于与他人沟通，而孤僻、内向、固执、拘谨甚至偏执的个性会妨碍人际沟通的顺利进行。

（3）态度　诚恳、积极的态度有助于人际沟通的顺利进行，而消极的态度可导致人际沟通障碍。

3. 语言因素　如智力低下者、精神病患者、神志不清者、口吃者、盲聋哑人、口腔疾病患者等，其语言能力和思维能力都受影响，从而影响对信息的表达和理解，影响沟通效果。

4. 渠道因素　同一信息经过不同的信息渠道传递，其效果大不一样。因此，要注意选择适当的信息渠道，使之与传播的信息相配合，并符合接收者的需要。比如，教儿童数数时，借用实物孩子的理解更容易；演讲时，使用投影仪或电脑展现的图表、图画等信息更令人印象深刻。

第二节　护士人际沟通概述

一、护士人际关系与人际沟通

（一）人际关系的概念

人际关系指人们在社会生活中通过相互认知、情感互动和交往行为所形成和发展起来的人与人之间的相互关系。相互认知是建立人际关系的前提条件，情感互动是人际关系的重要特征，交往行为是人际关系的沟通手段。人际关系具有一定的感情色彩，以喜欢、信赖、接近、厌恶、回避或仇恨等方式表达出来。

（二）人际关系与人际沟通的辩证关系

人际关系与人际沟通既有密切联系，又有一定的区别。建立和发展人际关系是交往和沟通的最直接目的和结果，良好的人际关系又是顺利交往和沟通的基础和条件。

（三）护士人际关系与人际沟通

护士人际关系主要是指护士在护理工作过程中所形成的人际关系总和。护士人际关系具有专业的科学性、职业的严谨性等特征。影响人际关系的因素主要有外貌、邻近与熟识、相似与互补、个体的人格品质等。

在临床护理工作中，护士的人际沟通能力直接影响其他各种关系的建立与发展。护士的人际沟通受护士工作对象、内容及范围的制约而具有特殊意义，我们要通过不断的努力更好地把握工作中的各种人际沟通艺术，协调好各方面的关系，提高工作质量和工作效率。

（四）建立良好护士人际关系的意义

1. 有利于营造良好氛围　良好的护士人际关系，能调动护患交往的积极性，有利于转移、解除患者与家属的消极心理，增强康复信心。

2. 有利于提高质量和效率　良好的护士人际关系，可促进有关人员之间的相互信任与合作，有利患者及时得到最佳诊疗护理，减少和化解医患纠纷。

3. 有利于陶冶护士情操　良好的护士人际关系，可增强护士的责任感，自觉更新知识，注意品德修养，提高护理水平。

4. 有利于收集患者资料　为确定护理目标、制订护理计划、评价护理效果提供可靠依据。

5. 有利于增进护患信任　增进患者对医生、护士及医疗护理工作的理解、信任和支持，提高患者对护理工作的满意度。

6. 有利于适应医学模式转换　生物 - 心理 - 社会医学模式是建立良好的护士人际关系的基础。良好的护患关系，能促使护理工作从整体上为患者、亚健康及健康者服务，保证社会人群的身心健康，积极适应医学模式的转变。

二、护士人际沟通的作用

普林斯顿大学的一项研究表明：在个人事业方面，智能、专业技术、经验只占成功因素的25％，其余75％决定于良好的人际沟通。现代医院，往往存在着复杂的人际关系，医院的各级人员，尤其是护士必须具有强烈的沟通意识和良好的沟通能力，充分发挥人际沟通的作用。

（一）协调作用

护士人际沟通的协调作用体现在两个方面：其一，协调情感，即人际沟通可以使沟通者心理得到某些满足；其二，协调行为，即沟通者从沟通的信息中自动调节自己的行为。在医院里，如果医生、护士或其他医务工作者沟通阻塞，那么成员间的隔阂、误会、矛盾就会骤然上升。因此，护士人际沟通有利于提供信息，增进了解，起到提高情绪、增强团结、调整行为的作用。

（二）保健作用

保持人与人之间充分的思想情感的交流、保持实现沟通行为所必须的条件，是保证个人心理健康成长所必需的，这就是沟通的保健功能。在医院里良好的护患关系对服务对象来说是一种良好的社会心理支持，能够满足患者的健康需要。

三、护士人际沟通能力的培养

一名合格的护士应是一个具有多层面知识、技能的结合体。丰富的知识能使护士具备高度的灵敏性和洞察力，及时准确地发现患者现存或潜在的健康问题，并能以最恰当的方式解决问题，满足其需求，最大限度地减轻其痛苦，促进患者早日康复。因此，要求护士必须注重个人修养和人际沟通能力的培养，塑造护士良好的职业形象。

（一）培养护士良好的人文素质

护士是致力于人类健康的科学工作者，既要有严谨求实的科学精神，又要具有广博的人文科学知识，以更好地理解患者的心理和行为，有效地与患者交流、沟通，给他人以更多的人文关怀。

（二）培养护士良好的职业道德

护士的职业道德和伦理素养在护患关系中起着广泛、深刻的调节作用，和谐的护患关系中必然要融入护士的职业道德和伦理素养，才能在护理行为中提高患者满意度，否则很难与患者沟通，容易导致护患关系紧张，甚至发生护患纠纷。

（三）培养护士良好的护理行为

良好的护理行为是密切护患关系的根本途径。护士担负着患者从入院到出院全过程的护理业务，护士通过自己的行为帮助患者认识疾病、正确对待疾病，帮助其适应从健康人到患者的角色转换，从而获得患者接受治疗的最佳心理状态，护士应通过护理行为使患者身心得到满足，从而得到患者最大程度的配合治疗。

（四）培养护士良好的心理素质

心理素质是一个人稳定的心理品质，包括智力因素和非智力因素两个方面。护士良好的心理素质包括：敏锐的观察能力，多维的思维判断能力，广泛的注意力和持久的记忆力，丰富的想象力及顽强坚韧的意志力，较强的心理承受能力和自制力，勇于面对和敢于进取的精神，自尊、自信、自强、自主的意识。护士心理素质是护理行为的基础，直接影响护士价值观的形成和对护理效果的自我期望水平。

同步训练

1. 人际沟通包括的两种形式是（　　　）
    A. 语言沟通和非语言沟通　　　　　　　B. 口头沟通和语言性沟通
    C. 书面沟通和非语言性沟通　　　　　　D. 口头沟通和书面沟通

E. 语言性沟通和书面沟通

2. 人际沟通的基本内涵中，属于主动因素的是（　　　）

　　A. 信息　　　　　　　　B. 媒介　　　　　　　　C. 信息的发出者

　　D. 信息的接受者　　　　E. 反馈

3. 人际沟通最原始的方式是（　　　）

　　A. 信函　　　　　　　　B. 面对面交谈　　　　　C. 打电话

　　D. 网上聊天　　　　　　E. 电子邮件

4. 同事与同事之间交流工作经验属于（　　　）

　　A. 平行沟通　　　　　　B. 上行沟通　　　　　　C. 下行沟通

　　D. 正式沟通　　　　　　E. 单向沟通

5. 一位同学经常到护理实验室和同学一起练习护理操作技术，大家互帮互学，在同学中建立了良好的人际关系，并在护理技能考试中取得了优异的成绩，其行为体现了人际沟通的哪些特性（　　　）

　　A. 目的性　　　　　　　B. 象征性　　　　　　　C. 关系性

　　D. 学习性　　　　　　　E. 决策性

参考答案

1. A　　2. C　　3. B　　4. A　　5. D

第九章　护理语言沟通

知识要点

掌握：护士语言沟通的艺术、护士语言沟通的技巧和各种常用护士语言沟通。

熟悉：语言沟通基本要求。

了解：语言沟通基本艺术。

语言是一种社会现象，可以反映一个人的文化水平、内心世界、品德修养和志向情趣，是个体才智、阅历、教养及应变能力的综合体现，也是维系人际关系的重要纽带。为了获得较好的语言沟通效果，了解语言沟通的基本要求，学习掌握语言沟通的方法就显得至关重要。

第一节　基本语言沟通

一、语言沟通基本要求

提高语言文明度是语言沟通的基本要求，一个有文化、有知识、有教养的现代人，一定要使用文明优雅的语言。所以，在人际沟通中，要求语言规范、主题恰当、方法得当，这也是现代文明人应当具备的一项基本素质。

（一）语言规范

在沟通时，应根据场合、时间、地点、对象的不同使用规范的语言。

课堂互动

在日常生活中，你和家人、老师、同学都使用哪些文明的语言？

1. **语言要文明**　使用文明、礼貌的语言，是语言沟通的最基本要求，是尊重他人的具体表现，是建立友好关系的基础。

（1）问候语　问候语是人们互致问候时所用的语言。如："您好"、"早上好"、

"晚安"、"初次见面，请多多关照"、"久违了"等。

（2）请托语　请托语是指向别人提出请求时的话语。如："请"、"劳驾"、"烦劳"、"拜托"、"请关照"等。

（3）致谢语　致谢语是对他人给予自己帮助或对他人好意表示致谢的语言。如："谢谢"、"麻烦您了"、"劳您费心了"、"十分感谢"等。

（4）礼赞语　礼赞语是称赞、赞美他人的语言。如："很好"、"太棒了"、"真了不起"、"好极了"等。

（5）安慰语　安慰语是在他人遇到困难、不幸时对别人表示安慰的语言。如："您辛苦了"、"请别担心"、"请保重"、"不要着急"等。

（6）征询语　征询语是向对方征求意见的语言。如："您喜欢吗"、"我可以进来吗"、"您需要什么吗"、"您还有什么事吗"等。

（7）祝福语　祝福语是对别人取得成绩、遇到喜庆等场合或互致祝愿时表示祝贺的语言。如："恭喜"、"生日快乐"、"祝您好运"、"节日快乐"、"祝您早日康复"等。

（8）欢迎语　欢迎语是对别人的到来表示欢迎友好的语言。如："欢迎光临"、"欢迎来访"、"欢迎光临指导工作"、"欢迎下榻"等。

（9）告别语　告别语指向别人道别时所说的话语。如："再见"、"后会有期"、"希望以后多联系"、"祝您一路顺风"、"欢迎下次光临"等。

（10）致歉语　致歉语是表示歉意时所说的话语。如："让您久等了"、"让您受累了"、"请原谅"，责备自己礼貌不周说"失敬"，向别人提问时说"冒昧"。

（11）谦恭语　如把腿脚残疾称为"行动不便"，听不见的人称为"失聪"，对"不满"表述为"遗憾"，讳言死亡而改称为"逝世"、"仙逝"、"离世"、"谢世"等。对自己则使用谦称，如称对方为"贵方"，自称为"愚方"等。

（12）文雅语　是表明一个人的善意和对他人的尊重，体现出个人的语言素养和文明高雅的话语。如：等候来客时说"恭候"、起身作别时说"告辞"、请人勿送时说"请留步"、探望别人时说"拜访"、归还原物时说"奉还"等。

总之，在运用上述语言时，应当因时、因地、因人，恰当而灵活地加以运用，才能为语言"锦上添花"，真正发挥语言沟通在人际交往中的重要作用。

2. 语言要准确　在沟通过程中语言要准确，以免因误解而产生纠纷。要确保语言准确，必须做到以下几点：

（1）发音准确　要求发音标准清晰，音量适中，让人听得清楚、舒服；语调低沉有力，放低声调比提高嗓门更显悦耳、委婉和柔和；不要口齿不清、含含糊糊，以免产生误会。

（2）语速适度　说话的速度要均匀，节奏要适中，过快、过慢都会让听者感到难以适应，影响沟通效果。

（3）语法规范　要使用符合语法要求的语言，不能随意省略或颠倒。语言含义要准确，以正确传递信息。

（4）表达谦和　在沟通中，说话的语调要强弱适当，语气要亲切谦和，态度诚恳、表达得体大方，避免一些不礼貌的行为和举动，体现出平等待人的态度。

 课堂互动

　　和同桌的同学互相说话，将声音降低，要求声音从腹腔里发出，使声音变得很低沉又很有力度。再互相进行评价。

（二）话题恰当

　　语言沟通的主题也叫话题。话题的选择反映了一个人的身份、爱好、修养以及受教育程度，通常可选择既定的话题、擅长的话题、轻松的话题、高雅的话题、时尚的话题等。如果对对方有一定的了解，那么选择对方擅长的话题，或者选择双方都感兴趣的话题，往往能使谈话气氛变得融洽。

（三）方法得当

　　语言沟通的方法包括交谈、讨论、咨询、电话、讲解、汇报、演讲、口头通知等形式。可根据言谈目的、场合和时间加以选择和运用。在采用交谈、讨论、咨询、电话等两人以上的互动谈话过程中，"停、看、听"的谈话规则要牢记在心。"停"意味着没有想好不要开口；"看"意味着察言观色，留心观察谈话对象的面部表情；"听"意味着认真倾听对方的谈话。

二、语言沟通基本艺术

　　1. 双向共情　沟通，实际上是一种合作。在沟通过程中应遵循双向共情原则。一方面，要注意双向交流，不要忽略对方的存在，妄自尊大；另一方面，要求所讨论的中心内容，应是彼此共同感兴趣，能愉快接受，积极参与的。

　　2. 礼让对方　沟通时，务必要以对方为中心，处处尊重、礼让对方。要尽可能地把说话的时间留给对方，让对方感受到被尊重、被重视。同时，出于对他人的尊重，在他人讲话时，尽量不要在中途予以打断。确需发表个人意见或进行补充时，应待对方把话讲完，或是在得到对方首肯后再讲

　　3. 善于赞美　赞美别人是为人处世应具备的基本条件，它能缓解矛盾，使人们友好相处，并加深友谊。运用恰当的赞美方式，更能取得良好的效果。人人都有渴望得到赞美的心理，特别是经过艰苦奋斗获得成功时，更希望得到别人的肯定。

　　4. 把握分寸　掌握说话的分寸是语言沟通的关键。首先要注意说话内容的分寸，不要对他人背后议论或出言不逊、曝人隐私、揭人短处，尤其是对不熟悉的人不要开过分的玩笑；其次要注意说话形式的分寸，公众场合要求言谈举止文明，不可旁若无人地高谈阔论。

　　5. 迎合心理　抓住不同人群的心理特征与喜好进行沟通，可以拉近双方的人际距

离，使得交流能够继续深入下去。"逢人减岁"就是一种有效技巧，尤其对女性，使其产生一种心理上的满足，会让对方对说话者产生好感，形成心理相容。

6. 适可而止　与其他形式的社交活动一样，沟通也会受到时间的限制，需要见好就收，适可而止。普通场合的小规模交谈，以半小时内结束为宜，最长不要超过 1 小时。每个人的发言每次在 3 分钟以内为宜，最长不超过 5 分钟，以免起到反作用。

第二节　护士语言沟通

一、护士语言沟通的技巧

护士语言沟通的技巧的运用贯穿于日常护理工作始终。为了保证沟通的顺利进行、确保其效果，护士可根据具体情况适时、适度地运用以下几种交谈技巧：

（一）倾听

倾听是指交谈者全神贯注地接受和感受交谈对象发出的全部信息，并做出全面的理解。倾听是获取信息的重要渠道，将伴随整个交谈过程。

在与患者沟通过程中，护士应特别注意以下几点：

❖知识链接

> 一位音乐家曾说过："上天赐人以两耳两目，但只有一口，欲使其多见多闻而少语"，这就说明了交谈中倾听的重要性。听话是交谈的一种有效方式，善于倾听，可以暗示谈话者"我在关注你"，"我在听你说"，让谈话者有一种被尊重，被重视的感觉，使其畅所欲言。做一个好的听众比做一个谈话者更重要。

1. 目的明确　护士应善于寻找患者传递信息的价值和含义。
2. 控制干扰　护士应做好充分准备，尽量降低外界的干扰，如关闭手机。
3. 目光接触　护士应与患者保持良好的目光接触，用 30% ~60% 的时间注视患者的面部，并面带微笑。
4. 姿势投入　护士应面向患者，保持合适的距离和姿势。身体稍微向患者方向倾斜，表情不要过于丰富、手势不要太多、动作不要过大，以免患者产生畏惧或厌烦心理。
5. 及时反馈　护士应适时适度地给患者发出反馈。护士可通过微微点头、轻声应答"嗯"、"哦"、"是"等，以表示自己正在倾听。
6. 判断慎重　在倾听时，护士不要急于做出判断，应让患者充分诉说，以全面完整地了解情况。

7. 耐心倾听　患者诉说时，护士不要随意插话或打断患者的话题，一定要待患者诉说完后再阐述自己的观点。无意插话或有意制止患者说话均为不礼貌的举动。

8. 综合信息　护士应综合信息的全部内容寻找患者谈话的主题，注意患者的非语言行为，以了解其真实想法。

❀ 知识链接

里根总统访华前确定日程表的任务之一是到复旦大学演讲。为准备这项演讲，公关顾问为里根总统策划，在美国寻找到一位复旦大学留学生并与之通电话，告诉他此次访华的目的，问他有什么转告复旦大学师生的话。在毫无准备的情况下，这位被选中与总统通话的留学生心慌意乱，紧张得说不出话来。里根听到电话那一端的反应，马上转换提问话题，问他来美国多长时间，生活习惯吗？对方慢慢平静下来，里根再次提出原来的问题，这位学生圆满地回答了出来，达到了预期的效果。

（二）核实

核实是指在沟通过程中，为了验证自己对内容的理解是否准确所采用的沟通策略。核实既可以确保护士接受信息的准确性，也可以使患者感受到自己的谈话得到护士的重视。护士可通过重述、澄清两种方式进行核实。

1. 重述　重述包括患者重述和护士重述两种情况，即：一方面，护士将患者的话重复一遍，待患者确认后再继续交谈；另一方面，护士可以请求患者将说过的话重述一遍，待护士确认自己没有听错后再继续交谈。

2. 澄清　护士根据自己的理解，将患者一些模棱两可、含糊不清或不完整的陈述描述清楚，与患者进行核实，从而确保信息的准确性。

（三）提问

提问是收集信息和核对信息的重要方式，也是确保沟通围绕主题持续进行的基本方法。为了保证提问的有效性，护士可根据具体情况采用开放式提问或封闭式提问。

1. 开放式提问　又称敞口式提问，即所问问题的回答没有范围限制，患者可根据自己的感受、观点自由回答。其优点是护士可获得更多、更真实的资料，其缺点是需要的时间较长。

2. 封闭式提问　又称限制性提问，是将问题限制在特定的范围内，患者回答问题的选择性很小，可以通过简单的"是"、"不是"、"有"、"无"等即可回答。其优点是护士可以在短时间内获得需要的信息，其缺点是患者没有机会解释自己的想法。

（四）阐释

即阐述并解释。在语言沟通中，护士往往运用阐释技巧解答患者的各种疑问，解释某项护理操作的目的及注意事项，针对患者存在的健康问题提出建议和指导等。所以在阐释时要尽可能全面地了解患者的基本情况，将需要解释的内容以通俗易懂的语言向患者阐述，使患者可以选择接受、部分接受或拒绝。

（五）移情

即感情进入的过程。移情是从他人的角度感受、理解他人的感情，是分享他的感情，而不是表达自我感情，也不是同情、怜悯他人。在沟通过程中，为了深入了解患者、准确地掌握患者的信息，护士应从患者的角度理解、体验其真情实感，切不可一味宣泄个人的情感，而不去考虑交流、沟通对象的反应。

（六）沉默

沉默是一种沟通技巧。在倾听过程中，护士可以通过沉默表达自己对患者的同情和支持，给自己提供冷静思考和观察的时间，同时给患者提供思考和回忆的时间、诉说和宣泄的机会，还可以缓解患者过激的情绪和行为。

（七）鼓励

在与患者的沟通过程中，护士适时对患者进行鼓励，可增强患者战胜疾病的信心。

二、护士语言沟通的艺术

护士的语言沟通除了遵循一定的规范，掌握一定的语法技巧外，追求语言表达的艺术性是护士提高整体服务水平的内容之一。

（一）简洁精炼

列夫·托尔斯泰说："绳是长的好，话是短的好。"在与患者沟通时，简洁精炼的话语常常比繁冗的话语更吸引人。再者因为护理工作性质具有很强的时效性，简洁的话语则使人感到在时间和能力上都得到尊重，对说话人当然也有好感。

（二）委婉而谈

委婉是指人们为了使对方更容易接受自己的意见，以婉转的方式表达语意的一种沟通方式。运用委婉的语言进行沟通，患者或患者家属更易接受护士的建议。例如，用语气词缓解生硬的语言："别哭了吧！"比"别哭了"要好。委婉的话语对患者来说是一副安慰剂，这样的表达方式比生硬的例行公事的询问效果要好得多。

（三）模糊表述

模糊表述，是指人们根据具体情况，在符合特定要求的前提下，主动运用的一种述说的方式，而不是指表达含糊不清，闪烁其词。护理工作之所以需要运用模糊表达，主要是受客观和主观两种因素的影响。

1. **客观因素**　由于人们对客观外界事物的认识总是存在一定的限度，对有些事物尚不能揭示其本质，反映在思想上就存在一定的不确定性，再折射到语言表达上只能是模糊表达。如观察上消化道出血的患者，护士在交班报告中这样描述："未见黑便。""未见"回避了到底是"有"还是"没有"的准确提法，但这并不影响其科学性。因为肉眼看不见黑便，并不能排除消化道出血，只能通过大便潜血试验才能准确地诊断。所以，如果简单地说"没有"，反而显得武断，甚至延误病情。

2. **主观因素**　人们在一定的场合，因表达策略或现场语境不同，需要运用宽泛含蓄的语言表达情感和语意，给自己留下一定的回旋余地。如：某患者做胃大部切除术，术前问护士："这种手术风险大吗？"护士回答："一般来说，手术都有风险，不过你的主治医生是一位经验丰富的医生，由他主刀的手术，患者愈后都比较好，所以说，如果不出现意外的话，手术应当是顺利的。"这样的模糊回答，于情于理，于人于己都十分恰当。

（四）幽默风趣

幽默是一种优美的、健康的品质。在沟通中护士可根据当时的环境气氛、患者的病情、患者的性格适当运用比喻、模仿、直话曲说、假装糊涂等幽默技巧，既可以有效地表达意见，又能调动患者的愉悦情绪，取得事半功倍的效果。

三、常用护士语言沟通

希波克拉底说过，医生有两样东西能治病，一是药物，二是语言。礼貌性的语言能使患者感受到亲切温暖、关爱体贴；鼓励性的语言能使患者增强战胜疾病的信心；解释性的语言能使患者明白道理，消除误解；安慰性的语言能使患者感受到温暖、理解及同情。在与患者交往的过程中，护士要注意积极发挥各种语言沟通的良性作用，这将大大提高护理效果，有益于患者身心健康，促进病情康复。在临床护理实践中，护士应当熟练运用的语言沟通主要有以下几种：

1. **安慰性语言**　患者处于病痛或意志消沉时，护士能给予及时恰当的安慰，会使其倍感亲切，效果甚至大于药物治疗本身，因此应当在护理工作中经常使用安慰性语言，尤其是对老人和感情脆弱的患者更应多用。例如，对刚入院的患者，护士可主动对他说："我是您的责任护士李某，有事找我，让我来帮助您。"早晨见到刚起床的患者可以说："您今天气色很好，昨晚一定睡得好吧。"话虽简短，但患者听后感到亲切愉快，可能会让他这一天的心境很好。对不同的患者要使用不同的安慰性语言。如对牵挂丈夫、孩子的女患者，可安慰她："要安心养病，您的孩子很懂事，他们会照顾好自己的，您放心吧！"对事业心很强的成年患者，可对他们说："我理解您现在的心情，工作虽然暂时搁下，但是只有彻底调理好身体才能更有精力地投入到工作当中呀。"对于病程较长的患者，可以说："常言说既来之则安之，我理解您的心情，只要吃好睡好、心情放轻松、积极配合治疗，您的病会慢慢好起来的。" 对于较长时间无人来探望的患者，一方面通知家属亲友来看望，一方面劝慰患者说："您的家人对您还是很关心的，这两天他们工作太忙，已经打电话嘱咐我们要好好照顾您，过几天就会来看您的。"

2. 鼓励性语言　护士对患者的鼓励，实际上是对患者的心理支持，它能调动患者与疾病做斗争的积极性。所以，护士应当学会对不同的患者运用不同的语言进行鼓励，尤其对患儿更要多用。如对新入院的患者说："比您重得多的病我们这里都治好了，您这病一定能很快治好！" 对病程中期的患者则说："治病要有一个过程，贵在坚持。您一直配合得很好，病情很稳定，要继续努力呀！" 对即将出院的患者可以说："您康复得很好，出院后也要遵照医嘱，按时服药，注意休息呀！"

3. 解释性语言　在护理操作中，应清楚而委婉地给患者进行必要的解释。有效的讲解，一般可分为操作前解释、操作中指导、操作后嘱咐三部分。例如为一位胆结石的患者进行手术区的皮肤准备，护士可以向其解释说："皮肤准备就是要清洁您手术部位的皮肤，祛除皮肤上的毛发、污物，减少术后感染的机会，您不用紧张，操作很简单，没有痛苦。" 解释性语言可以满足患者对医护知识的了解，消除患者的疑虑，取得患者的配合，对于护理操作的顺利进行十分必要。

4. 劝说性语言　对于患者应当去做，而一时不愿接受的事情，护士应及时给予耐心细致、合乎情理的劝说，争取患者的积极配合。例如，有一位 42 岁的男性胰腺癌患者，害怕手术而不愿做。护士劝说"做手术虽然是一时的痛苦，但可以根除病灶使您恢复健康，如果现在耽误治疗，病情恶化，到时医生也无能为力了。您还年轻，孩子还小，要珍惜您的生命、您的家庭，我劝您再好好想一想。" 护士的一席话使他愉快地接受了手术，效果颇佳。

5. 指令性语言　对于患者必须严格遵照执行的动作和规定，护士使用指令性语言也是必需的。在表达时，既要显示出相当的权威性，但又不能过于简单、粗暴地发布命令，而是要讲清原因，并注意方式方法，否则可能会使患者产生不快或排斥的心理。比如在进行精细的护理操作时，可告知患者："绝对不要乱动，否则会影响操作的效果。" 当患者必须空腹抽血或检查时，直接指令患者："请您不要吃任何东西或是喝水，否则化验结果就不准确了。" 静脉点滴时指令患者："不得随便调快速度！" 对肾脏或心脏病患者告诉他们："一定要低盐饮食。"

护士语言沟通实践训练

一、实践目标

熟练掌握语言沟通的基本方法。

学会护理工作中与患者进行有效沟通的技巧。

二、实践准备

（一）用物准备

1. 场地　实验室或模拟病房。
2. 道具　护理病案。

（二）环境准备

整洁、安静、温度适宜。

（三）护生准备

1. 护生应衣帽整洁，举止得体，符合护士行为规范要求。
2. 熟悉本节课的内容、要求、目的。
3. 角色扮演：课前分组，每组按情景设计内容、准备提纲，根据案例情景编排角色。

（四）案例准备

范例：患者王女士，45 岁，明天上午将接受胃镜检查。因为以前常听别人说胃镜检查很痛苦，且不知道是哪位医生给自己做，所以心里非常紧张着急。护士小张该如何劝说患者？

情景设计一：办公班护士小王，接待一位新入院患者，要求运用语言沟通技巧进行接待，并运用规范的语言为其做入院介绍和健康宣教。

情景设计二：患者林女士，66 岁，因患 2 型糖尿病入院治疗。住院后听同室病友说，这种病治不好，要终生服药、限糖、控制饮食，还可能会导致失明，为此焦虑、恐惧不安。其责任护士小杨该如何安慰和鼓励患者？住院当天遵医嘱通知患者明晨空腹抽血，检查血糖和血脂，留取尿标本，检查尿糖，该如何告知患者？患者不愿意抽血，该如何说服患者？

三、实践过程

1. 范例演示　教师首先对范例内容进行分析讲解，并与学生共同探讨设计沟通方案。按照语言沟通要求，由其扮演护士，一位护生扮演患者进行演示。详细讲解沟通要领和注意事项，或制作成多媒体教学片让学生观看。

2. 实践场景

护士："王女士，我是您的责任护士张芳，您叫我小张就可以了，从今天开始到您出院，都由我来照顾您。"

患者（坐在床上）："小张，我明天做胃镜，听别人说插管的时候很痛苦，我很担心。"

护士（面带微笑）："我能理解你的这种担心，因为上次我自己在接受胃镜检查前也很紧张。能告诉我您最担心的是什么吗?"

患者:"我很担心检查的时候会不会很疼,也不知道明天是哪位医生给我做,做不好出血怎么办?"

护士:"噢,您的担心可以理解,不过您尽可放心。现在的胃镜管很细,明天为您做胃镜的医生经验丰富、技术很不错,不会引起出血的。"

患者:"那太好了,这样我就可以放心睡个好觉了,谢谢你。"

护士:"不用谢,应该的。您有什么问题我会随时为您解答,谢谢您的信任和支持!"

3. 分组训练:将学生分成6~8人一组,进行分组练习。每组中由若干护生扮演不同角色,其余护生进行评议,每组均要完成两个情景的训练。

四、注意事项

1. 注意在沟通中语言的文明性、规范性、全面性。
2. 注意在与患者沟通过程中的仪表与表情。
3. 注意正确使用医学术语。

五、实践评价

护生在训练过程中是否按要求全部完成,角色扮演是否合理,表演是否流畅。各小组是否积极配合,是否体现团队协作精神。训练中组员的精神面貌是否良好,态度是否热情。

同步训练

1. 俗话说,"话不投机半句多",是指交谈中没有把握好的是 (   )
   A. 话题恰当　　　　　B. 耐心倾听　　　　　C. 话语委婉
   D. 迎合心理　　　　　E. 适时共情

2. 关于提问技巧在护患交流中的运用,以下说法不正确的是 (   )
   A. 开放式问题可以获得更多有关患者的资
   B. 闭合式问题可以获得更多有关患者的资料
   C. 应根据患者的实际情况来决定使用何种方式提问
   D. 对于病情严重的患者,应该提问闭合性问题
   E. 提问方式可以穿插进行

3. 话语委婉是交流的技巧之一,不属于话语委婉的是 (   )
   A. 运用婉转的口气　　B. 间接提示　　　　　C. 转移话题
   D. 直接询问　　　　　E. 适时沉默

4. 在护理工作中,护士与患者进行小组交谈时,患者数量最好控制在 (   )
   A. 1~2人　　　　　　B. 3~7人　　　　　　C. 8~10人

D. 10 ~ 15 人　　　　　　E. 16 ~ 20 人

5. 在护患交谈过程中，为了给自己提供思考和观察的时间，护士可采用的最佳技巧为（　　）

A. 倾听　　　　　　B. 核实　　　　　　C. 鼓励

D. 沉默　　　　　　E. 患者重述

6. 李护士与患者交流过程中，倾听技巧中不可取的是（　　）

A. 全神贯注　　　　B. 集中精神　　　　C. 双方保持一定距离

D. 双方在同一高度　E. 持续的目光接触

7. 护士在面临患者的生理缺陷和隐私时，应尤其注意（　　）

A. 语言的得体、文明原则　　　　　　B. 语言的准确规范原则

C. 语言的保密性原则　　　　　　　　D. 语言的双向共感原则

E. 语言的真实性

8. 王护士劝慰重病的刘大娘，在与其交谈时使用了安慰语言，不妥的是（　　）

A. 声音温和　　　　B. 表达真诚　　　　C. 合情合理

D. 给患者宽慰和希望　E. 详细告诉患者病情真相

9. 王护士是某患者的责任护士，但第一次交流就失败，请分析造成其失败的原因可能是（　　）

A. 表情沉着、从容　　　B. 在患者吃饭时进行交谈

C. 热情介绍自己　　　　D. 仪表大方、整洁

E. 选择一个安静环境进行交谈

参考答案

1. A　　2. B　　3. D　　4. B　　5. D　　6. E　　7. C　　8. E　　9. B

第十章　护患沟通

 知识要点

掌握：护患关系的发展过程与影响因素、护患关系的基本模式、护患沟通。
熟悉：护患关系的含义与特点。
了解：护士在护患沟通中的功能。

健康服务过程中涉及多方面的人际关系，但其中最重要的是护士与服务对象之间的人际关系，即护患关系。护患关系是在护理过程中护士与服务对象之间形成和发展的一种治疗性、专业性、帮助性的人际关系。它是整个护理保健服务过程中的关键因素之一，具有其自身的特征、内容、范围及要求。了解护患关系的内容及特征，对促进护患沟通、建立和谐的护患关系具有重要的意义。

第一节　护患关系与沟通

一、护患关系的含义与特点

（一）护患关系的含义

护患关系是指护患双方在相互尊重并接受彼此民族、文化差异的基础上，通过医疗、护理等活动与患者建立起来的一种特殊的人际关系。护患关系是医疗服务领域里的一项重要的人际关系，是护士与服务对象之间在特定环境及时间段内互动所形成的一种人际关系。

（二）护患关系的特点

1. 护患关系是帮助与被帮助的关系　在医疗护理服务过程中，护士与患者通过提供帮助和寻求帮助形成特殊的人际关系。帮助系统包括医生、护士、辅诊人员以及医院的行政管理人员；被帮助系统包括患者，患者家属、亲友和同事等。帮助系统的作用是为患者提供服务，履行帮助职责，而被帮助系统则是寻求帮助，希望满足需求。护士与患者的关系不仅代表护士与患者个人的关系，也是两个系统之间关系的体现。因此，两个系统中任何一位个体的态度、情绪、责任心都会影响医疗护理工作的质量和护患关系。

2. **护患关系是一种专业性的互动关系**　护患关系不是护患之间简单的相遇关系，而是护患之间相互影响、相互作用的专业性互动关系。这种互动不仅限于护士与患者之间，还表现在护士与患者家属、亲友和同事等社会支持系统之间，是一种多元性的互动关系。因此，互动双方的个人背景、情感经历、教育程度、性格特点、对健康与疾病的看法等均会影响相互间的感觉与期望，并影响护患关系的建立与发展。

3. **护患关系是一种治疗性的工作关系**　治疗性关系是护患关系职业行为的表现，是一种有目标、需要认真促成和谨慎执行的关系，并具有一定强制性。无论护士是否愿意，也无论患者的身份、职业和素质如何，作为一名帮助者，有责任与患者建立良好的治疗性关系，以利于患者疾病治疗、恢复健康。

4. **护士是护患关系后果的主要责任者**　作为护理服务的提供者，护士在护患关系中处于主导地位，其言行在很大程度上决定着护患关系的发展趋势。因此，一般情况下，护士是促进护患关系向积极方向发展的推动者，也是护患关系发生障碍的主要责任承担者。

5. **护患关系的实质是满足患者的需要**　护士通过提供护理服务满足患者需要是护患关系区别于一般人际关系的重要内容，从而形成了在特定情境下护患之间的专业性人际关系。

二、护患关系的发展过程与影响因素

（一）护患关系的发展过程

1. **初始期**　是护士与患者的初识阶段，也是护患之间开始建立信任关系的时期。此期的工作重点是建立信任关系，确认患者的需要。

2. **工作期**　是护士为患者实施治疗护理的阶段，也是护士完成各项护理任务、患者接受治疗和护理的主要时期。此期的工作重点是通过护士高尚的医德、熟练的护理技术和良好的服务态度，赢得患者的信任、取得患者的合作，最终满足患者的需要。

3. **结束期**　经过治疗和护理，患者病情好转或基本康复，已达到预期目标，可以出院休养，护患关系即转入结束期。此期工作重点是与患者共同评价护理目标的完成情况，并根据尚存的问题或可能出现的问题制订相应的对策。

（二）护患关系的影响因素

1. **信任危机**　信任感是建立良好护患关系的前提和基础，而良好的服务态度、认真负责的工作精神、扎实的专业知识和娴熟的操作技术是赢得患者信任的重要保证。在工作中，如果护士态度冷漠或出现技术上差错、失误，均会失去患者的信任，严重影响护患关系的建立和发展。

2. 角色模糊 在护患关系中，如果护患双方中任何一方对自己所承担的角色功能不明确，如护士不能积极主动地为患者提供帮助，或患者不积极参与康复护理、不服从护士的管理等，均可能导致护患沟通障碍、护患关系紧张。

3. 责任不明 责任不明与角色模糊密切相关。护患双方往往由于对自己的角色功能认识不清，不了解自己所应负的责任和应尽的义务，从而导致护患关系冲突。护患责任不明主要表现在两个方面：一是对于患者的健康问题，应由谁来承担责任；二是对于改善患者的健康状况，谁来承担责任。

4. 权益影响 寻求安全、优质的健康服务是患者的正当权益。大多数患者由于缺乏专业知识，导致部分或全部丧失自我护理的能力，被迫依赖医护人员的帮助来维护自己的权益。而护士则处于护患关系的主动地位，在处理护患双方权益争议时，容易倾向于自身利益和医院的利益，忽视患者的利益。

5. 理解差异 由于护患双方在年龄、职业、教育程度、生活环境等方面的不同，在沟通交流过程中容易产生差异，从而影响护患关系。

三、护患关系的基本模式

1. 主动－被动型 亦称支配服从型模式，是最古老的护患关系模式。此模式受传统生物医学模式的影响，将患者视为简单的生物体，忽视了人的心理、社会属性，将治疗疾病的重点置于药物治疗和手术治疗方面。

此模式的特点是"护士为患者做治疗"，模式关系的原型为母亲与婴儿的关系。在此模式中，护士常以"保护者"的形象出现，处于专业知识的优势地位和治疗护理的主动地位，而患者则处于服从护士处置和安排的被动地位。此模式过分强调护士的权威性，忽略了患者的主动性，因而不能取得患者的主动配合，严重影响护理质量。在临床护理工作中，此模式主要适用于不能表达主观意愿、不能与护士进行沟通交流的患者，如神志不清、休克、痴呆以及某些精神病患者。

2. 指导－合作型 是近年来在护理实践中发展起来的一种模式，也是目前护患关系的主要模式。此模式将患者视为具有生物、心理、社会属性的有机整体。

此模式的特点是"护士告诉患者应该做什么和怎么做"，模式关系的原型为母亲与儿童的关系。在此模式中，护士常以"指导者"的形象出现，根据患者病情决定护理方案和措施，对患者进行健康教育和指导。患者处于"满足护士需要"的被动配合地位，根据自己对护士的信任程度有选择地接受护士的指导并与其合作。在临床护理工作中，此模式主要适用于急性患者和外科手术后恢复期的患者。

3. 共同参与型 是一种双向、平等、新型的护患关系模式。此模式以护患间平等合作为基础，强调护患双方具有平等权利、共同参与决策和治疗护理过程。

此模式的特点是"护士积极协助患者进行自我护理"，模式关系的原型为成人与成人的关系。在此模式中，护士常以"同盟者"的形象出现，为患者提供合理的建议和方案，患者主动配合治疗护理，积极参与护理活动，双方共同分担风险，共享护理成果。在临床护理工作中，此模式主要适用于具有一定文化知识的慢性疾病患者。

四、护士在护患沟通中的功能

1. 明确护士的职能　护士应全面认识、准确定位自身的功能，认真履行护士工作的责任和职责，使自己的言行符合患者对护士角色的期待。

2. 帮助患者转换角色　护士应根据患者的病情、年龄、文化程度、职业、个性等特点，了解患者对"新角色"的认识，分析影响患者角色适应的因素，努力帮助患者尽快适应患者角色。

3. 维护患者的权益　维护患者的权益是护士义不容辞的责任，护士应给予高度重视，主动维护患者的合法权益。

4. 减轻护患间分歧　护士在与患者沟通时，应注意沟通内容的准确性、针对性和通俗性，根据患者的特点，选择适宜的沟通方式和语言，同时鼓励患者及时提问，以确保沟通的效果。

第二节　不同人群护患沟通

随着现代社会的发展，医疗护理模式的中心逐渐转向人的健康，医院的功能定位于及时满足患者治病康复的迫切需求，而这项功能的增强和医护服务质量的提高，很大程度上取决于护患关系与沟通的和谐、融洽与健康。

一、与患儿的沟通

儿童保健的目的是促进其身心健康成长，预防儿童常见病、多发病，减少儿童发病率，降低婴儿死亡率等。

 课堂互动

在临床护理中，会遇到各种各样不同的患者，你会对他们用一样的沟通方式吗？

（一）儿童的特点

儿童生长发育快，形成了有意注意，但逻辑记忆力有限。具有活泼、好动、好玩、善于模仿。接受能力和求知欲强等特点。自我意识形成，但自我评价能力差，暗示性较强，易情绪化。同时对疾病的反应性强、抵抗力和耐受力差，易患各种感染性疾病和营养缺乏性疾病，不善于语言表达等，而且来到医院这个陌生的环境，他们的心理反应是恐惧、无助和好奇。因此，应围绕儿童的特点开展护理工作。

（二）与患儿的沟通方式

作为一名儿科护士，应针对儿童的生理心理特点，注意遵守以下规范：

1. **温馨环境，慈母关怀**　应重视环境对患儿的影响，如病床上的白色被服和医护人员白色的衣帽，会增加患儿对医院的恐惧感。因此，要创造适合患儿的温馨环境，如走廊里可适当摆放一些花卉、墙壁绘彩色图案、卡通画，病房或诊疗室放置儿童喜爱的玩具、图片和儿童读物。病房中播放优雅轻松的儿童音乐，护士穿着粉色的工作服，减少儿童对医院的恐惧感，安心住院治疗。护士应有慈母之心，关怀、爱护、体贴每一个患儿，就像母亲一样，对他们轻拍、抚摸和搂抱，使患儿心理得到安慰，促进神经系统的发育和免疫功能的提高，产生安全感。

2. **细心观察，注重沟通**　在工作中护士要多接触患儿，理解和尊重患儿丰富的情感，在沟通中使用文明用语，用商量的口气和他们交谈，如"小朋友，哪儿不舒服？告诉阿姨好吗"？"小朋友，这是对讲机，有事时，只要轻轻按一下电钮，就可以和阿姨通话了"。"小朋友，又要输液了，您看在哪只手上扎针比较好呢"？一方面通过语言沟通来了解患儿的反应，另一方面还要细心观察患儿非语言行为，如表情、眼神和体态，仔细体会和理解所表达的信息。

二、与孕产妇的沟通

（一）孕产妇的心理特征

怀孕、生产对妇女来说，是一生中的大事。社会、家庭对分娩重视程度的提高，更增加了孕妇对分娩的精神紧张程度，大部分孕妇临产前的共同心理活动是紧张、焦虑、恐惧，希望得到医护人员的指导、帮助、关心，怕分娩时疼痛、出血，怕难产，担心胎儿不正常，一旦出现产兆常表现出心慌意乱、吃睡不宁、高度紧张的心理导致自主神经功能紊乱，以致造成原发性宫缩乏力，使分娩不能正常进行。而大多数产妇在分娩后，由于初做母亲感到欣慰、自豪，精神过于兴奋，不思睡眠，又因分娩后注意力几乎全部集中到孩子身上，听到孩子的哭声感到心绪不宁，担心对婴儿的护理不周，见到新生儿的一些异常变化等会惶恐不安。手术的产妇担心伤口的愈合，以及腹痛引起的疑虑和恐惧，因此，需要医护人员具备高尚的医德医风和熟练的专业技术、高度的责任感和同情心，善于掌握孕产妇的不同心理，以保证分娩的顺利进行，保护母婴健康及提高生命质量。

（二）与孕产妇的沟通

1. **调节情绪，心理支持**　孕妇孕期的情绪状态是否稳定，对胎儿的健康发育会产生很大的影响。如果孕期情绪起伏较大，有导致胎儿畸形的危险。因此，维护孕妇情绪稳定，使其保持快乐心境，对胎儿发育具有重大意义。护士应指导孕妇家属特别是其丈夫与妻子保持和谐关系，多陪妻子聊天、散步，体贴、宽容妻子，在精神上和心理上给予孕妇关心和帮助。

2. **温馨环境，良好氛围**　产科病房设立母婴同室，床上用品避免单调的白色，必要时用壁画和鲜花装饰房间，有条件的播放一些轻松愉快的音乐，营造温馨舒适的环境，同时保持病室安静、经常通风、温湿度适宜。护理人员对产妇应给予更多的人文关怀，以和蔼可亲的语言对其抚慰，如"您现在的感觉如何？我先为您听听心音好吗"？"胎儿心音很好，胎位也很正常，别担心，现在您要抓紧时间休息"等，使产妇保持良好的精神状态，情绪稳定。

3. 健康宣教，破除旧俗　给产妇及家属讲解育儿知识，宣传产后营养的重要性，对患者的饮食进行科学指导。教育产妇做好个人卫生，如温水刷牙，洗澡，注意室内通风。教会产妇及家属进行婴儿沐浴及抚触技术，指导产妇进行适当的活动和锻炼，有利于子宫恢复，大力宣传母乳喂养的优点。

4. 保护隐私，防止伤害　对未婚先孕者切忌态度生硬、冷嘲热讽、挖苦、指责和训斥，要尊重她们的意愿，平等对待，不使隐私外露，多关心体贴她们，进行正确教育，使她们树立起正面的人生观和价值观，要自尊、自重、自爱。

5. 细心观察，心理疏导　患者因病情不同而心理比较复杂，护士应细心观察患者的心理反应，给予相应疏导。如子宫、卵巢肿瘤需手术切除的患者，大都表现为情绪消沉、顾虑重重，精神压力大。未婚者考虑术后影响婚姻、生育，已婚已育者担心影响夫妻生活。针对这些情况，应鼓励患者正视现实，鼓起生活的勇气，认识到治疗疾病是当务之急。指导家属做好患者的思想工作，配合医护人员积极治疗和护理，从而恢复健康。

6. 态度和蔼，服务周到　护士对服务对象应态度和蔼、诚恳，交谈时语气温和、亲切，措辞得当，称呼有礼貌，用商量的口气与患者沟通，切忌态度冷漠，言语生硬。要求做到主动、热情、耐心、周到。主动即主动问候，主动服务，主动征求意见；热情即笑口常开，语言亲切，处处关心；耐心即要有忍耐性和忍让性，在繁忙时不急躁、不厌烦，遇到服务对象不礼貌时，不争辩，不吵架，保持冷静，婉转解释，得理让人；周到即服务工作面面俱到，完善体贴，细致入微，想患者所想，急患者所急，千方百计帮助服务对象排忧解难。

三、与年轻异性患者的沟通

对年轻异性患者实施护理时，要注意这类患者一方面有较强的自尊心和自信心，情感丰富、兴趣广泛；另一方面则感情强烈，情绪不稳定，常表现出烦躁不安，易愤怒、沮丧、抑郁，不配合治疗等。所以在护理的过程中要了解他们的心理特征，正确地实施护理工作。

（一）异性交往的特殊心理

1. 接近心理　成熟的青年男女几乎都有接近异性的欲望，由于疾病的影响造成患者的信赖感增强，从而增加了对异性护士的亲近心理。

2. 羞怯心理　年轻男女相处有时会不好意思说话，或说话紧张、语无伦次、面红耳赤、心跳加快等。

3. 好奇心理　在性意识的作用下，对异性充满了好奇感和神秘感。

针对上述心理特点，护士应在真正认识、理解的前提下，用坚强的意志品质、稳定的心理素质和良好的职业道德，妥善处理与年轻异性患者的关系。

（二）与年轻异性患者的沟通

1. 坚持正确的交往原则　护士应自觉坚持"态度坦诚，不卑不亢，举止端庄，热情稳重"的交往原则。果断、得体地拒绝一些年轻男性患者表示的亲近，切不可谩骂、讥讽患者，使患者难堪，甚至加重其病情。进行治疗、护理时，与年轻异性患者交流的语气应平缓，不要凌驾于他人之上，把握眼神、目光以及人际距离。交代注意事项时应用协商的语气，使其感到护士对他们的尊重。

2. 营造职业氛围　护士着装整齐、言谈得体、态度严肃是营造职业气氛的关键。在做擦浴、导尿、灌肠、备皮等暴露患者身体的护理操作时，应事先做好解释工作，博得患者的信赖和配合。操作时护士应排除杂念，大方自然，并用屏风遮挡患者，使其更具安全感。为异性患者做上述护理时应有第二人在场，以免患者和护士都感到尴尬、羞怯和窘迫。

3. 把握治疗性人际关系　患者在患病住院期间，与护士的关系是一种治疗性人际关系。所以，在年轻男性患者面前应避免谈论个人的事情，特别是感情方面的话题。切实把握谈论尺度，担当好护士的责任。

4. 保持理智，控制情感　护士与患者的接触，有发展为爱情的可能。护士一旦发现这种萌芽，一定要控制自己的感情，理智地加以终止。若患者一厢情愿，护士要主动回避，用适当的方式婉言谢绝，并果断打消患者的这种念头。

四、与中年患者的沟通

中年患者是所有患者中病情较为复杂、人数较为庞大的一类患者。他们的职业各异，生活处境不同，经济状况和受教育程度也参差不齐，就医心理由此常富有个性。因此，护理中年患者是一项艰巨而重要的任务。

（一）中年人的生理心理特征

进入中年后，人身体各器官功能开始下降，如身体逐步发福，头发变白，记忆力减退，体力和耐力下降，反应不够敏捷，食欲、消化能力和睡眠质量下降等。中年人的生理功能由盛转衰，而心理则处于相对稳定和继续发展的状态。事业上的成功、家庭负担的沉重和人际关系的复杂常使得他们身心疲惫、压力较大。由此，可出现一系列心理紧张和心理冲突，如高度的社会责任感与能力相对不足的矛盾、渴望事业成功与内耗的矛盾、渴求健康与忽视健身的矛盾等，均可因处理不当而引起身心疾病。

（二）与中年患者的沟通方式

1. 心理疏导　中年人是家庭的主心骨，一旦病倒，对家庭的压力较大。因此，中年人生病后，往往心理负担重，情绪变化大。如果患了重病，则情况更加明显，故护士与中年患者交谈时，更应表达人性关怀，处处体现对患者的体贴关切之情。护士对中年患者的护理，应在充分理解、尊重的基础上，以满腔热忱、一视同仁的态度精心护理每位患者。进行劝解时要站在患者的立场上言辞恳切，避免华而不实。

2. 健康教育　中年人作为社会生产力的主要力量，他们的生活、工作压力很大，自身健康常呈透支状况，加上生病后又不愿意及时、主动就诊，从而严重影响了他们的身体健康。护士应指导中年患者进行康复运动，搭配饮食，平静情绪，合理调整工作与休息时间，预防疾病的复发。因此，护士如能及时、耐心地向中年人介绍防治一些常见疾病的方法，将十分有利于中年人的康复保健。

五、与老年患者的沟通

依照正常的衰老过程，老年人应争取在预期寿命期间保持身体健康、功能健全、生活自理，即使不能完全做到无疾而终，也应将功能受损、生活不能自理的时间尽量缩短，使之成为生命历程的一个短暂期。

（一）老年人的生理心理特征

老年人的生理功能呈进行性退行变化过程，这种变化使老年人的各组织器官生理功能逐步减弱、降低，代谢变慢，对外界环境适应力减退等。老年人常因生理机能的减弱引起感知觉、记忆力、智力、情绪、意志及个性的改变。

（二）与老年患者的沟通方式

1. 保持良好的心境　老年人不同程度地为国家、社会和家庭作出了贡献，现在虽退居二线或在家安度晚年，但由于受"等级制"文化因素的影响，依然保持了较强的支配欲和决策欲。老年人的这种心理需求与社会现实不相适应，使其产生了一些矛盾，觉得被家人和社会淘汰，结果部分老年人出现了心理问题，非常在乎别人对他的态度。依据这些特点，护士更应该尊重老年患者，注意加强对他们的心理疏导，耐心细致地引导他们进行心理调适，学会放松、控制情绪和保持乐观开朗的心态。

2. 营造舒适的环境　应注意环境卫生，室内干净整洁，光线充足，湿度、温度适宜，养成定时开窗通风的好习惯。还应注意个人卫生，保持规律的生活，良好的作息时间，有计划有步骤地帮助老年人扩大生活交际圈，有利于老年人身心健康。教育启发他们的子女更加关心老年人的生活质量，对老年患者倾注更多的关心和帮助。

3. 运用恰当的体态语言　有些老年患者口语表达不清，意思表达不明确，再加上生理性老化、疾病、失用性萎缩等因素，导致老年患者体态语言迟钝、木讷、呆滞，都给护士观察病情带来不便。因此，护士在以聆听为主的同时，应根据老年患者的体态语，如眼神、面部表情、步态姿势等，顺势提出问题，再结合医学知识做出专业性判断。由于老年人听力逐渐下降，故更注重护士在交往中所呈现的体态语言。这时，护士应始终以友好的表情、微笑地点头、同情地注视、轻柔的动作和适时的抚摸等，完成各项诊疗和护理操作，以更好地取得老年患者的信任。

4. **选择适当的称谓**　对那些曾经担任过领导职务或是知识分子的老年患者，可以称呼其职务或职称。对尚不明确身份和姓名的老年患者，可试探地询问"请问这位老先生（老大爷、老师傅）怎么称呼您呢"？"请问前辈（老奶奶、老大姐）您贵姓"？在了解患者的基本情况后，分别给予适当的称呼。此外，应多使用敬语谦词，用商量的口吻交谈。对老年人应称"您"，而不是"你"，如"您如果有困难请告诉我们"，"这样做您感觉还好吗"？"在您面前我是晚辈，有照顾不周的地方还请您多多批评、包涵"等。

5. **了解老人的阅历**　护士应注意了解老年患者的个人阅历和自身特点，以便交谈时有的放矢、投其所好。如经常赞美他们对社会的贡献，以增加老年患者的自尊心。学会从语言和行为上尊敬他们，不惜耗费精力和时间与他们沟通。对他们在诊断、治疗、护理等方面的配合都要予以肯定和表扬，想方设法增加他们对护士的信任和友好。沟通时多一点理解，才能多一点支持，真正有益于老年患者的身心健康。

护患沟通实践训练

一、实践目标

熟练掌握护患沟通的基本要求。
学会在护理工作中与不同年龄阶段患者的沟通技能。

二、实践准备

（一）用物准备

1. **场地**　实验室或模拟病房。
2. **道具**　病床、床旁桌、椅子和根据不同角色打扮所需物品。

（二）环境准备

要求环境整洁、安静，温度适宜。

（三）护生准备

1. 护生应衣帽整洁，举止得体，符合护士的规范要求。
2. 熟悉本节课的内容、要求、目的。
3. 角色扮演：课前分组，每组根据案例情景编排角色和内容。

（四）案例准备

范例：某科室，一位刚入院的老年患者周某，第二天清晨需做抽血化验，护士小张该如何与患者沟通，取得合作？

情景设计一：儿科病房内，3 床患儿阳阳 6 岁，见到医护人员啼哭不止，不愿配合治疗。护士该如何与该患儿沟通，取得患儿的合作？

情景设计二：患者王某，男性，28 岁。外伤入院，现为患者进行输液，该患者拒绝治疗。护士小刘该如何劝说患者？

三、实践过程

1. 范例演示　教师首先对范例内容进行分析讲解，并与学生共同探讨设计沟通方案，按照护患礼仪要求，由其扮演护士，一位护生扮演患者，进行演示。详细讲解在与患者沟通过程中的基本礼仪要领和注意事项，或制作成多媒体教学片让学生观看。

2. 实践场景

护士："您好，大妈！我是明天的早班护士，我叫张某，您可以叫我小张，请问您是 25 床的周某吗？"

患者："小张，您好！我是周某。"

护士："根据您的病情需要，医生为您开了化验单，要进行抽血化验。明天清早请您不要吃东西、喝水，六点半我来为您抽血。"

患者："好的。要化验什么项目呀？"

护士："主要是化验肝功能、血脂、血糖。"

患者："要抽多少血？"

护士："抽 5ml 就够了，请您放心对您的健康不会有影响的，但对诊断您的病情却很重要，请您不要紧张、不要害怕，一定要配合我们，好吗？"

患者："好的，我一定配合！"

护士："那就谢谢您了。您好好休息，明天我再来看您。还要请您记住明天抽血前一定不要吃任何东西。如果有事您可以按床旁呼叫器，我们会随时来为您服务。再见！"

患者："好的，再见！"

3. 分组训练　将学生分成 6~8 人一组，进行分组练习。每组中由若干护生扮演不同角色，其余护生进行评议，每组均要完成两个情景的训练。最后推荐两组进行演示，由师生共同评价。

四、注意事项

1. 练习中注意仪表端庄，举止大方，接待患者主动热情、周到，态度和蔼、亲切。语言规范，通俗易懂。

2. 练习中注意相互间的主动配合、协作。

五、实践评价

护生在训练过程中是否严谨认真，积极参与，互帮互助；是否有计划地分批组织进行合适的角色扮演和配套的护理礼仪实践；能否掌握对不同年龄阶段患者的护理礼仪技能，达到良性的沟通效果。

同步训练

1. 关于护患关系基本模式的说法，下列哪一项是错误的（　　　）

A. 在主动－被动型的护患关系中，是护理人员对患者单向发生作用。

B. 在指导－合作型的护患关系中，护患双方在护理活动中都是主动的

C. 主动－被动型的护患关系模式主要适用于对昏迷、休克等患者护理时的护患关系

D. 在共同参与型的护患关系模式中，护患双方的心理为心理等位关系

E. 指导－合作型的护患关系模式的指导思想是生物－心理－社会医学模式和以疾病为中心的护理模式

2. 一位护士正在为一位即将出院的术后患者进行出院前的健康指导。此时护患关系处于（　　　）

A. 准备期 　　　　　　　B. 初始期 　　　　　　　C. 工作期

D. 结束期 　　　　　　　E. 熟悉期

3. 护患关系的实质是（　　　）

A. 满足患者需求 　　　　　　　B. 促进患者的配合

C. 规范患者的遵医行为 　　　　　　　D. 强化患者自我护理能力

E. 帮助患者熟悉医院规章制度

4. 儿科护理人员应当重视与患儿的非语言沟通，你认为下面哪种不属于非语言沟通（　　　）

A. 真诚的微笑 　　　　　　　B. 发自内心的爱抚和抚摸

C. 丰富的肢体语言 　　　　　　　D. 多使用鼓励的话语

E. 用商量的口气

5. 护士语言得体、文明能优化护患关系，你认为下面哪种情况没有做到语言得体文明（　　　）

A. 用床号称呼患者 　　　　　　　B. 护理时使用商量的口吻

C. 对不配合的患者耐心引导 　　　　　　　D. 对所有患者一视同仁

E. 避免提及患者的隐私

6. 在护患关系交往中，建立双方信任关系的基本要素是（　　　）

A. 尊重患者 　　　　　　　B. 爱护患者 　　　　　　　C. 理解患者

D. 帮助患者 　　　　　　　E. 鼓励患者

7. 下列哪项不属于护理异性患者的态度要求（　　　）

A. 营造职业氛围 　　　　　　　B. 坚持正确的交往原则

C. 主动积极地接近 　　　　　　　D. 把握治疗性人际关系

E. 保持理智，控制情感

8. 与患者进行沟通交流的实质是一种合作，这要求护士在交谈中注意（　　）

　　A. 只从护士的工作角度出发　　　　B. 忽视患者的反应

　　C. 注重双向交流　　　　　　　　　D. 对妄自尊大的患者可以不必理睬

　　E. 主观引导

9. 根据妇产科患者的心理特点，妇产科的护士应当重视她们的（　　）

　　A. 心理护理　　　　　　　　B. 饮食护理　　　　　　　　C. 基础护理

　　D. 整体护理　　　　　　　　E. 生理护理

10. 儿科病房护理人员的工作装通常建议采用（　　）

　　A. 蓝色　　　　　　　　　　B. 粉色　　　　　　　　　　C. 白色

　　D. 绿色　　　　　　　　　　E. 橄榄色

11. 患者男，67 岁，大学教授，因高血压住院治疗。适用于该患者的最佳护患关系模式为（　　）

　　A. 指导型　　　　　　　　　B. 被动型　　　　　　　　　C. 共同参与型

　　D. 指导 - 合作型　　　　　　E. 主动 - 被动型

12. 一位住院患者，因便秘要求其主治医生给其用通便药，医生答应患者晚上给其口服药通便灵，但未开临时医嘱。第二天早晨，患者因晚间未服通便灵而埋怨护士未给自己发药，护士为此对该医生产生极大不满。导致医护关系冲突的主要原因为角色（　　）

　　A. 心理差位　　　　　　　　B. 压力过重　　　　　　　　C. 理解欠缺

　　D. 权利争议　　　　　　　　E. 期望冲突

参考答案

1. E　　2. D　　3. A　　4. D　　5. A　　6. A　　7. C　　8. C　　9. A　　10. B

11. C　　12. C

附录　中外礼仪文化

第一节　中国少数民族礼仪文化

中国自古以来就是一个统一的多民族国家，目前通过识别并经国务院确认的民族共有五十六个。由于汉族以外的五十五个民族相对汉族人口较少，习惯上被称为"少数民族"，如满、蒙古、回、藏、苗、壮、维吾尔、哈萨克、彝、瑶、朝鲜等民族。我国少数民族文化，既包括了各少数民族的传统文化，也包括现代文化。我国少数民族礼仪文化，具有五大特点：

历史悠久　中国的许多少数民族是与汉族同生共长的民族，许多民族在历史上都曾创造了自己的语言文字，并形成了丰富的文化典籍。

形式多样　少数民族宗教、伦理、哲学、文学、艺术、医药、建筑、服饰、风俗等诸多方面，既保持和传承了优秀的传统文化，又大量地吸收和容纳了现代文化。

文字载体　在我国五十五个少数民族中，除了回族、满族通用汉语言文字外，五十三个民族都有自己的语言，二十二个民族使用着二十八种本民族文字。

地域特色　我国少数民族居住地域十分辽阔，不同的地区均有分布。不同的气候条件、不同的地理环境，使各民族文化呈现出鲜明的地方色彩。

相通互补　少数民族文化与汉族文化之间，各少数民族文化之间，相互交流、相互影响、相互渗透，既深化了中华民族文化的内涵，增强了中华民族文化的一致性，又保持了中华文化的多样性、丰富性。同时，由于地域、历史、信仰等方面的差异，又具有各自不同的精神价值追求。

一、东北、内蒙古地区少数民族文化

东北、内蒙古地区共有七个民族，包括满族、朝鲜族、蒙古族、达斡尔族、鄂温克族、鄂伦春族、赫哲族。下面主要介绍三个有代表性的少数民族的礼仪文化。

（一）满族

满族，原称满洲族。满族散居中国各地，居住在辽宁的为最多，其他散居在吉林、黑龙江、河北、内蒙古等省区和北京、天津、成都等城市，形成大分散之中有小聚居的特点。满族人口较多，在中国 55 个少数民族中仅次于壮族。满族本来有自己的语言、

文字，满族属阿尔泰语系满－通古斯语族满语支。满文创造于 16 世纪末，是借用蒙古文字母创造的。自 17 世纪 40 年代满族大量入关后，普遍开始习用汉语。

1. **宗教信仰**　信仰多神教的萨满教。

2. **传统节日**　满族主要有春节、元宵节、端午节和中秋节。节日期间一般都要举行珍珠球、跳马、跳骆驼和滑冰等传统体育活动。其中珍珠球来源生产劳动——采珍珠，是满族人民传统的体育项目，现为全国"民运会"竞赛项目。

3. **民族习俗**　满族是一个十分注重礼节的民族。满族人见面或者拜见客人，有各种礼节，其中有打千礼、拉手礼、抱见礼、半蹲礼、磕头礼等。其中打千礼、抱见礼、磕头礼主要为男人所用，其他用于妇女。打千礼用于晚辈对长辈、下属对长官，形式为弹下袖箭，左膝前屈，右腿微弯，左手放在左膝上，右手下垂，并问安。抱见礼是平辈之间用。晚辈每日早晚要向父辈、祖辈问安，途中遇长辈要让路，吃饭时长辈先坐先吃。满族人重感情讲情义，对宾朋真诚相待，有客人要设宴相待，所允之事必全力去做。满族男子喜穿青蓝色的长袍马褂，头顶后部留发，梳辫留于脑后，戴圆顶帽，下穿套裤。妇女则喜欢穿旗袍，"梳京头"或"盘髻儿"，戴耳环，腰间挂手帕。满族入关后，其服装与汉族服装趋于一致，但旗袍却以其独特的魅力流传下来，成为中国妇女的传统服装。

4. **禁忌**　满族有祭天、祭祖风俗，所以在屋子西炕上不准放空盘和空簸箕，空放是对神大不敬。同时，西炕也不准家人和客人坐。祭祀前要进行斋戒，包括沐浴更衣，不能喝醉酒，不得食肉动荤，不参加吊丧，不到有病人家问病，不得淫邪玩乐。居住在哈尔滨的满族人在祭祀中还祭"神马"。"神马"又称"祖马"，享受很高的礼遇。"神马"拉车，不许女人坐。"神马"死了，要埋葬，不能吃其肉。

（二）朝鲜族

朝鲜族主要分布在吉林、黑龙江和辽宁省。朝鲜族的先民，是从朝鲜半岛迁入中国东北的朝鲜族人。朝鲜族有自己的语言文字，朝鲜语属阿尔泰语系。

1. **宗教信仰**　朝鲜族信仰宗教的人较少。信教者有的信佛教，有的信基督教或天主教。

2. **传统节日**　朝鲜族有着悠久的具有地方特色的民族传统文化风俗，朝鲜族一向崇尚礼仪，注重节令。朝鲜族民间有五大节日，至今仍然隆重欢度。这五大节日是：元日（春节）、上元（元宵节）、寒食（清明）、端午、秋夕，节日里人们通过打秋千、跳板、摔跤等方式庆祝。

3. **民族习俗**　朝鲜族以能歌善舞而著称于世，朝鲜舞蹈包括长鼓舞、刀舞、扇舞、巫舞等。朝鲜族的妇女酷爱刺绣，朝鲜族的刺绣是反映朝鲜族妇女美好细腻的感情生活、民族美好的一种形式。朝鲜族尤其注重尊敬老人，每年九月九日被确定为老人安慰日。朝鲜族人民特别重视教育，有"宁肯啃树皮，也要让儿女上学"的好传统，各地均有自筹资金建立的中小学。朝鲜族人比较喜欢穿素白色服装，以示干净、清洁、朴素、大方，故朝鲜族自古有"白衣民族"之称。婚姻方面，朝鲜族实行一夫一妻制，按传统习俗，近亲、同宗、同姓不得通婚，"男主外，女主内"是一种普通的习俗。

4. 禁忌　朝鲜族忌讳人称"鲜族"，严禁同宗、表亲通婚，不喜食羊、鸭、鹅及油腻食物。朝鲜族喜食狗肉，但婚丧与佳节除外。朝鲜族人非常尊重老人，晚辈不能在长辈面前喝酒、吸烟。吸烟时，年轻人不得向老人借火，更不能接火，否则便被认为是一种不敬的行为。与长者同路时，年轻者必须走在长者后面。途中遇有长者迎面走来，年轻人应恭敬地站立路旁问安并让路。晚辈对长辈说话必须用敬语，平辈之间初次相见也用敬语。

（三）蒙古族

蒙古族是一个历史悠久而又富有传奇色彩的民族，过着"逐水草而迁徙"的游牧生活。中国的大部分草原都留下了蒙古族牧民的足迹，因而被誉为"草原骄子"。蒙古族现主要分布在内蒙古自治区，其余分布在新疆、青海、甘肃、辽宁、吉林、黑龙江等省区。文字通用范化的蒙古文。

1. 宗教信仰　蒙古族早期信仰萨满教，元代以后普遍信仰喇嘛教。

2. 传统节日　传统节日有白节、祭敖包、那达慕等。"那达慕"（蒙古语"娱乐"、"游艺"的意思）大会是蒙古族历史悠久的传统节日，于每年七、八月牲畜肥壮的季节举行，这是人们为了庆祝丰收而举行的文体娱乐大会。"那达慕"大会上传统的体育项目有摔跤、赛马、射箭，俗称"男儿三艺"。摔跤是那达慕的主要内容，蒙古族历来器重"达尔罕摔跤手"，这是终身的荣誉。在民间文艺方面，"好力宝"是蒙古族中流传很广的一种演唱形式，马头琴是最富特色的民族乐器。

3. 民族习俗　蒙古族人见面要互致问候，即便是陌生人也要问好；平辈、熟人相见，一般问："赛拜努"（你好），若是遇见长者或初次见面的人，则要问："他赛拜努"（您好）。款待行路人（不论认识与否），是蒙古族的传统美德。献哈达是蒙古族的一项高贵礼节。首饰、长袍、腰带和靴子是蒙古族服饰的 4 个主要部分，妇女头上的装饰多用玛瑙、珍珠、金银制成。

4. 禁忌　蒙古族崇拜火、火神和灶神，认为火、火神或灶神是驱妖避邪的圣洁物。所以进入蒙古包后，禁忌在火炉上烤脚，更不许在火炉旁烤湿靴子和鞋子。不得跨越炉灶或脚蹬炉灶，不得在炉灶上磕烟袋、摔东西、扔脏物。蒙古族认为水是纯洁的神灵，忌讳在河流中洗手或沐浴，更不许洗女人的脏衣物，或者将不干净的东西投入河中。蒙古人若门前有火堆或挂有红布条等记号，表示这家有病人或产妇，忌外人进入。客人不能坐西炕，因为西是供佛的方位，忌食自死动物的肉如驴肉、狗肉、白马肉。

二、西北地区少数民族文化

西北地区的少数民族有回族、维吾尔族、哈萨克族、东乡族、土族、锡伯族、柯尔克孜族、撒拉族、塔吉克族、乌孜别克族、俄罗斯族、裕固族、保安族、塔塔尔族。下面主要讨论较有特色的 3 个少数民族的礼仪文化。

（一）回族

回族是回民族的简称，是中国少数民族中人口较多的民族之一。13 世纪，大批穆斯林从中亚迁入中国，并同当地的汉族、维吾尔族、蒙古族等融合，在长期历史过程中通过通婚等多种因素，逐渐形成了回族。回族人以汉语作为本民族的语言，并使用汉文。

1. 宗教信仰　回族信仰伊斯兰教。

2. 传统节日　主要节日有"开斋节"、"古尔邦节"、"圣纪节" 3 大节日。

3. 民族习俗　开斋节，又称"尔代"节，是庆祝斋戒一月期满的日子，时间为伊斯兰教历的十月一日。届时清真寺内张灯结彩，喜庆万分，全体穆斯林沐浴更衣，聚集到清真寺举行会礼，极为隆重，人们互致问候，互赠油香，阿訇要赞圣、讲经，穆斯林还要礼拜，随后交纳"费特勒"（即开斋损）用于济贫或修缮清真寺。会礼完毕，去游坟，奠念亡人。凡回族男 12 岁、女 9 岁以上身体健康者都应封斋。新中国成立后，国务院把开斋节定为回族的法定假日。回族民间歌曲"花儿"在甘肃、宁夏和青海一带广为流传，其中以甘肃宁夏回族自治区康乐县莲花乡每年六月初一至初六的"花儿"盛会规模最大。回族服饰与汉族基本相同，所不同者主要体现在头饰上，回族男子多戴白色或黑色、棕色的无檐小圆帽。妇女多戴盖头，特别是在西北地区，少女及新婚妇女戴绿色的，中年妇女戴黑、青色的、老年妇女戴白色的。

4. 禁忌　回族穆斯林忌食猪肉、狗肉、马肉、驴肉和骡肉，不吃未经信仰伊斯兰教者宰杀的和自死的畜禽肉，不吃动物的血等。忌讳别人在自己家里吸烟、喝酒，禁止在人前袒胸露臂。凡供人饮用的水井、泉眼，一律不许牲畜饮水，也不许任何人在附近洗脸、或洗衣服。取水前一定要洗手，盛水容器中的剩水不能倒回井里。就餐时，长辈要坐正席，晚辈不能同长辈同坐在炕上，须坐在炕沿或地上的凳子上。

（二）维吾尔族

"维吾尔"是维吾尔族的自称，意为"团结"或"联合"。维吾尔族主要聚居在新疆维吾尔自治区天山以南的喀什一带和库尔勒地区。维吾尔族有自己的语言，维吾尔语属阿尔泰语系突厥语族。新中国成立后，推广使用以拉丁字母为基础的新文字。

1. 宗教信仰　维吾尔族信奉伊斯兰教。

2. 传统节日　传统节日有肉孜节、古尔邦节、初雪节等。

3. 民族习俗　维吾尔族待客比较讲究。如果来客，要请客人坐在上席，摆上馕、各种糕点、冰糖等，夏天还要摆上一些瓜果，先给客人倒茶水或奶茶。待饭做好后再端上来，如果用抓饭待客，饭前要提一壶水，请客人洗手。吃完饭后，由长者领做"都瓦"（祷告），待主人收拾完食具，客人才能离席。维吾尔族有自己独特的文化艺术，维吾尔族舞蹈等闻名中外。节日期间，男女老少身着节日服装，尽情地跳"赛乃姆"舞。"赛乃姆"是流行于新疆的民间舞蹈形式。民间乐器有"达甫（手鼓）"、"都他尔"和"热瓦甫"等。

维吾尔族传统服装极富特色，维吾尔族男子喜穿长袍——"袷袢"，右衽斜领，不用纽扣，用腰带扎腰；妇女多在宽袖的连衣裙外套上对襟背心。男女都喜欢戴称为"多帕"的小花帽，穿皮靴。妇女的饰物有耳环、手镯、项链。

4. 禁忌　因维吾尔族人信仰伊斯兰教，所以院落的大门禁朝西开，因为伊斯兰教的圣地在西边。不吃未经念经宰杀的牲畜，不吃未放血的牲畜。吃饭时，客人不可随便拨弄盘中食物，同时注意不让饭屑落地，不可随便到锅灶前去。共盘吃抓饭时，不将已抓起的饭粒再放进盘中。饭前饭后必须洗手，洗后只能用手帕或布擦干，忌讳顺手甩水，认为那样不礼貌。晚辈不得在长辈面前吸烟、喝酒，口吐粗鲁、龌龊的语言，见了长辈要起立，让座，并施礼问候。

（三）哈萨克族

哈萨克族主要分布于阿勒泰、新疆维吾尔自治区伊犁哈萨克自治州、木垒哈萨克自治县和巴里坤哈萨克自治县。少数分布于甘肃省阿克塞哈萨克自治县和青海省海西蒙古族哈萨克族自治州。哈萨克族语言属阿尔泰语系突厥语族，中国的哈萨克文字系以阿拉伯字母为基础的拼音文字。

1. 宗教信仰　哈萨克族大多信仰伊斯兰教。

2. 传统节日　主要节日有古尔邦节、肉孜节和那吾热孜节（纳吾肉孜节）。

3. 民族习俗　在那吾热孜节里家家户户都要喝用肉、大米、小麦、大麦、奶疙瘩、盐、水七种物混合煮成的"库吉"（稀粥），抛撒"包尔沙克"、糖。跳"黑足马"（哈萨克族传统舞蹈）来迎喜事是哈萨克族的传统礼俗。牧民主要用牲畜的皮毛做衣服的原料，多用冬羊皮缝制大衣，不挂布面。妇女夏天穿长的花布连衣裙，冬季外罩对襟棉大衣。牧民冬季戴三叶帽，热天则扎用三角布制的头巾。未婚女子头戴漂亮的花帽，冬天有时戴皮帽。已婚妇女头戴方头巾或白布盖头，盖头外披白布大头巾，头巾左上端上佩带一件首饰，并戴耳环、戒指和手镯。哈萨克族爱好音乐，能歌善舞。民间乐器有"冬不拉"等。

4. 禁忌　哈萨克人因信奉伊斯兰教故忌食猪肉和非宰杀而死亡的牲畜肉，忌食一切动物的血。年轻人不许当着老人的面喝酒。吃饭或与人交谈时，忌讳抠鼻孔、吐痰、打哈欠、挖耳朵等不良习惯。在毡房内不许坐床，要席地盘腿坐在地毡上，不许把两腿伸直。哈萨克人崇拜草和火，因而忌讳拔春天的新草。不允许用脚踏火，不能往火上吐唾沫，不准围着火堆乱跑，不能压灭火苗，更不能往火上撒尿。

三、西南地区少数民族文化

西南地区的少数民族有苗族、彝族、藏族、布依族、侗族、白族、哈尼族、傣族、傈僳族、仡佬族、拉祜族、佤族、水族、纳西族、羌族、景颇族、布朗族、普米族、阿昌族、怒族、基诺族、德昂族、独龙族、珞巴族。下面主要介绍较有代表性的几个少数民族的礼仪文化。

（一）苗族

苗族有着上千年的历史，苗族的先祖可追溯到原始社会时代活跃于中原地区的蚩尤部落。主要分布在贵州、湖南、云南、重庆、广西等省区。苗族自己的语言是苗语，属汉藏语系苗瑶语族苗语支。

1. 宗教信仰　苗族主要信仰有自然崇拜、图腾崇拜、祖先崇拜等原始宗教形式，传统迷信鬼神、盛行巫术。也有一些苗族信仰基督教、天主教。苗族信仰佛教、道教的主要是东部方言苗族。

2. 传统节日　自古以来，苗族留存着丰富、独特的民族习俗。一般都要过春节（亦即客家年），苗族过年时要用糯米饭喂牛，并将红纸贴于牛角上，赶到水井边给牛"照镜子"。此外，还过清明节、端午节、七月半、赶秋节（立秋）、八月十五、吃新节（稻谷、玉米成熟时）等节日。每年正月的"踩花山"，是苗族最盛大的传统节日，俗称"苗年"。

3. 民族习俗　苗族的婚俗文化是男女自由恋爱，历来实行一夫一妻制，反映这一特色民俗文化的主要表现形式是春禧择配盛会"跳月"，即是人们举行盛会，未婚男吹芦笙以和歌词来择偶。苗族的礼仪有：客人来访，必杀鸡宰鸭盛情款待，若是远道来的贵客，有的地方还要在寨前摆酒迎接。吃鸡时，鸡头要敬给客人中的长者，鸡腿要赐给年纪最小的客人。苗族历史悠久、居住分散风俗多样，苗族的服饰亦不尽一致，所谓"白苗"、"黑苗"、"花苗"、"汉苗"等就是依据所着服色或服式而来的自称或他称。也有根据妇女的裙样，称为"长裙苗"和"短裙苗"。苗族是个能歌善舞的民族，尤以飞歌、情歌、酒歌享有盛名。芦笙是苗族最有代表性的乐器。

4. 禁忌　有些苗族地区，忌打破锅瓢碗杯之物，打破了就冲喜气、少吉利。忌讳别族人称呼自己为"苗子"，认为这是带侮辱和挑衅性的语言。吊唁人家的老人过世忌说"死"字，只能说"老了"：吊唁别人的孩子夭折也忌说"死"字，只能说"跑了"。从立春之日起若听到三次响雷，皆为忌日，都不能从事农事。忌孩子在家中乱耍小弓箭，恐射中祖先。禁忌妇女与长辈同坐一条长凳。

（二）彝族

彝族现有人口主要分布于云南、四川、贵州省和广西壮族自治区。彝族自称繁多，因地而异，有"诺苏"、"密撒"、"撒尼"等。彝族语言属汉藏语系藏缅语族彝语支，有六种方言。彝族有自己的文字，是中国最早的音节文字，一个字形代表一个意义。彝族文化艺术源远流长，用彝文记载的历史、文学、医学、历法等著作中，不乏价值极高的珍贵文献。

1. 宗教信仰　彝族具有浓厚的原始宗教色彩，崇奉多神，主要是万物有灵的自然崇拜和祖先崇拜。自然崇拜中，最主要是对精灵和鬼魂的信仰。

2. 传统节日　每年的农历六月二十四日举行的火把节是彝族最盛大的传统节日。火把节一般欢度三天，头一天全家欢聚，后两天举办摔跤、赛马、斗牛、竞舟、拔河等丰富多彩的活动，然后举行盛大的篝火晚会，彻夜狂欢。在新年后的农历二月初十和十一日，居住在四川、云南、贵州等地的彝族居民还要过一次年节，称之为"补年节"。每年农历十月，彝族人民都要过庆年节，庆年节也是彝族人民的传统节日。

3. 民族习俗　彝族是一个文武并重，讲究文明礼貌的民族。长幼之间，谁长谁幼，谁大谁小，不仅论年龄，还依据父家谱蝶或母系谱蝶的早晚来定，不许喊错。在特殊的公共场合里，就座排位要以辈数大小排列，长辈在场时发言不准抢先。彝族有"客人长主三百岁"之俗话，凡有客人来，必须让位于最上方，至少也要烟茶相待。民间素有"打羊"、"打牛"迎宾待客之习。彝族流行的民间集体舞是"跳乐"。彝族服饰形式众多，男子喜穿黑色窄袖左斜襟上衣和多褶宽大长裤，缠包头，并在包头右前方扎一细长锥形的"英雄结"；女子喜穿镶边或绣花大襟右衽上衣和多褶长裙。男女外出时，喜披"擦尔瓦"。"擦尔瓦"形如斗篷，长可及膝，下端缀以长穗，用羊毛织成，多为黑色。

4. 禁忌　尊敬老人、师长，是彝族人普遍遵循的人生礼节。同桌吃饭，要请老人、师长坐上席，敬上好酒好菜。晚辈要忌呼老人和长辈名字。彝族忌婚丧嫁娶宰杀山羊。彝族青年姑娘结婚时，送亲一般都在晚上较多，意为既能见到太阳，又能见到月亮，否则就不能进新郎家门。人不能蹲坐门槛上，不能抬脚跨过火塘，不能踩火塘中支锅用的三脚架，不能随意爬到灶上，供桌上不能摆非祭供物品。

（三）藏族

藏族自称"博巴"，意为农业人群，是最早起源于雅鲁藏布江流域的一个农业部落。藏族是汉语的称谓。主要聚居在西藏自治区以及青海、甘肃、四川、云南等省。素有"世界屋脊"之称的西藏，美丽神奇，是藏族的主要聚居地，在现有 130 多万人口中，藏族占 95%，是中国古老的民族之一。藏族有自己的语言和文字。藏语属汉藏语系藏缅语族藏语支，现行藏文是 7 世纪初根据古梵文和西域文字制定的拼音文字。

1. 宗教信仰　藏族普遍信奉藏传佛教，即喇嘛教。

2. 传统节日　过去许多传统日均与宗教活动有关。藏族的民间节日有藏历新年、酥油灯节、浴佛节等。其中每年藏历正月初一的藏历年是藏族民间最大的传统节日。

3. 民族习俗　献哈达是藏族待客规格最高的一种礼仪，表示对客人最热烈的欢迎和诚挚的问候。哈达是藏语，即纱巾或绸巾，它以白色为主，亦有浅蓝色或淡黄色的，一般长 1.5～2 米，宽约二十厘米。最好的是蓝、黄、白、绿、红五彩哈达。藏族日常生活不能没有茶，酥油茶是藏族人时刻不可缺少的饮料佳品，青稞酒是藏民过节必备的饮料。藏族人民热情开朗，豪爽奔放，他们以歌舞为伴，自由地生活，其中踢踏舞、锅庄舞、弦子舞最为广泛流传。

4. 禁忌　藏族最大的禁忌是杀生，特别是受戒的佛教徒在这方面更为严格。藏族人禁忌吃驴、马肉等，最忌吃狗肉，凡盛过这些肉的器具便不再使用。吃饭时要食不满口，咬不出声，喝不出响。行路遇到寺院、佛塔等宗教设施，必须从左往右绕行，忌讳触摸藏服。属相为鼠和马的男女不能结婚。新娘出嫁，去男方家时，在没有给长辈磕头前，不能露脸，脚不能对准他人，会被视为没教养，不礼貌。

四、中南、东南地区少数民族文化

中南、东南地区主要有壮族、土家族、瑶族、黎族、畲族、高山族、仫佬族、毛南族、京族。下面主要介绍人口较多的几个少数民族的礼仪文化。

（一）壮族

壮族是中国少数民族中人口最多的一个民族，是岭南的土著民族，主要聚居在广西、云南省文山。有"布壮"、"布土"、"布侬"、"布雅依"等二十余种自称。新中国成立后，统称"僮族"，后来改为"壮族"。壮语属汉藏语系壮侗语族壮傣语支，分南北两大方言，多使用汉字。

1. 宗教信仰　壮族信仰原始宗教，祭祀祖先，部分人信仰天主教和基督教。

2. 传统节日　最隆重的节日莫过于春节，其次是七月十五中元鬼节、清明上坟、八月十五中秋，还有端午、重阳、尝新、冬至、牛魂、送灶等等。尤其是盛大的"三月三"（农历三月初三)，方圆数十里的男女青年，都兴高采烈地穿上节日盛装赶来参加，人山人海，歌声嘹亮。"三月三"是壮族人民的传统节日，对歌又是"三月三"的一项主要活动，因此又称"歌圩"或"歌节"。

3. 民族习俗　壮族是个好客的民族，过去到壮族村寨任何一家做客的客人都被认为是全寨的客人，有时一餐饭吃五六家。不管远亲近邻来家做客，都要以礼相迎，热情接待。招待客人的餐桌上务必备酒，方显隆重。敬酒的习俗为"喝交杯"，其实并不用杯，而是用白瓷汤匙。美丽富饶的壮乡，素有"歌海"的美誉。铜鼓是壮族最有代表性的民间乐器。壮锦与南京的云锦、成都的蜀锦、苏州的宋锦并称"中国四大名锦"。

4. 禁忌　壮族人忌讳农历正月初一这天杀牲。壮族忌讳戴着斗笠和扛着锄头或其他农具的人进入自己家中，所以到了壮家门外要放下农具，脱掉斗笠、帽子。火塘、灶塘是壮族家庭最神圣的地方，禁止用脚踩踏火塘上的三脚架以及灶台。壮族青年结婚，忌讳怀孕妇女参加，怀孕妇女尤其不能看新娘，特别是怀孕妇女不能进入产妇家。家有产妇，要在门上悬挂柚子枝条或插一把刀，以示禁忌。壮族地区，严禁捕杀青蛙，也不要吃蛙肉，有些地方的壮族有专门的"敬蛙仪"。

（二）瑶族

瑶族是我国历史悠久的古老民族之一，主要分布在广西壮族自治区和湖南、云南、广东、贵州等省。瑶族有自己的语言，但支系比较复杂，各地差别很大，有的甚至互相不能通话，通用汉语或壮语。

1. 宗教信仰　由于受不同文化的影响，瑶族的宗教信仰呈现多元化，有些地区原始的自然崇拜、祖先崇拜或图腾崇拜占有一定地位，有些地区则主要信奉巫教和道教。

2. 传统节日　瑶族的节日比较多，有春节、元宵节、清明节、端阳节、干巴节、新米节、目莲节等，盘王节（又叫达努节或瑶年）是最大的节日。盘王节为农历十月十六日，最主要的活动是"跳盘王"、"打长鼓"及唱盘王歌。瑶族人喜爱唱歌，每逢节日或喜庆，都要唱起嘹亮动人的歌谣。

3. **民族习俗**　度戒是瑶族男人的成人仪式，是瑶族特有的一种习俗，是瑶族男人成长过程中不可少的神圣一课，比娶新嫁女还要隆重。瑶族不认为 18 岁是成人的年龄，在他们看来年龄无论大小，只要度戒过关，就是男子汉，就得到了神灵的保护，得到了社会的承认，可以担任全寨的公职，获得男性人生的社会价值。瑶族好五彩服饰，服装均用自染土布来制作，有一套完整的蓝靛印染技术。色彩常用红、绿、黄、白、黑。

4. **禁忌**　瑶族人尤其尊敬老人，路遇老人要主动打招呼；骑马者，见到老人时必须立即下马；在老人或长辈面前，不直呼老人和长辈的名字；与老人和长辈同桌共餐，要让他们坐上席，主动给他们添饭加菜。火塘是瑶族家庭的核心，火塘上的三脚架以及灶膛，不能用脚踩，火塘内的柴禾忌讳倒着烧。有些地方的瑶族忌吃狗肉，所以到了瑶族地区，不要打主人家的狗，不要吃狗肉。有客人到家，客人先要与主妇打招呼，主人才高兴，否则被认为傲慢无礼。盐在瑶族食俗中有特殊的地位，瑶区不产盐，但又不能缺少盐。盐在瑶族中是请道公、至亲的大礼，俗叫"盐信"。凡接到"盐信"者，无论有多重要的事都得丢开，按时赴约。

（三）黎族

黎族自称"孝"、"歧"、"美孚"等。主要聚居在海南岛。黎族有自己的语言，黎语属汉藏语系壮侗语族黎语支。由于长期与汉族交往，不少黎族人都能兼说汉语，使用汉字，1957 年创造了以拉丁字母为基础的黎文。

1. **宗教信仰**　曾盛行祖先崇拜和自然崇拜，现部分人信仰基督教。

2. **传统节日**　黎族的传统节日有春节和"三月三"等。春节，与汉族过春节的情形基本一致。每年的农历三月三这一天，具有敬老美德的黎族同胞带上自家腌制的山菜、酿好的米酒、做好的糕点去看望寨内有威望的老人；年轻的男子则结伙外出狩猎、打鱼，姑娘们烤鱼、煮饭。夜幕降临，小伙子们跳起了传统的黎族舞蹈，男女青年对唱山歌，一旦情投意合，姑娘则把亲手编织的七彩腰带系在小伙子的腰间，小伙子也会把耳铃穿在小姑娘的耳朵上或把发钗插在姑娘的发髻上。

3. **民族习俗**　黎族招待客人有一套饮食礼仪。用餐时，对男客先酒后饭，对女客先饭后酒。宾主分开对坐。请酒时，主人先双手举起酒碗向客人表示请酒，然后自己把酒一饮而尽。接着，把米酒逐个捧给客人，客人把酒喝完后，主人还给每个人嘴里送一口肉菜，表示尊敬。通常，主人只陪客人喝酒，不陪客人吃饭，怕客人不好意思把饭吃饱。黎族同胞大多嗜酒，所饮之酒大多是自家酿造的低度米酒、番薯酒和木薯酒等。槟榔是海南的特产，因常吃槟榔还有防病治病和美容的功效，故黎族同胞视槟榔为健体长寿食品。

4. **禁忌**　凡年初一至初五日不能秽语伤人，不能扫地，否则不但家里六畜不宁，生产不好，而且影响别人不吉利。儿童拜年，不给红包，当年即会不吉利。吃猪嘴和山猪的肝与内脏会招致蛇咬。睡觉忌头朝门外，这乃死人的象征。不能在 3、5、9 月份结婚，不然的话，会招致新妇生病，子孙后代难以繁衍。须择良辰吉日迁入新屋，不然，生产不振，人畜不宁。入屋门忌刀袋系腰间，这是引棺材入宅的象征。

（四）高山族

高山族是台湾省境内少数民族的统称，包括十多个族群。"高山族"这个名称是 1945 年抗日战争胜利后，中国对台湾省民族的总称。高山族有自己的语言，属南岛语系印度尼西亚语族，大体可分为秦淮、曹、排湾三种语群，没有无本民族文字。高山族地区森林覆盖面积大，素有"森林宝库"的美誉。

1. **宗教信仰**　高山族主要信仰基督新教、天主教、佛教、道教。

2. **传统节日**　高山族的节日很多，大多传统节日都具有浓厚的宗教色彩。高山族各族的祭祀活动很多，诸如：祖灵祭、谷神祭、山神祭、猎神祭、结婚祭、丰收祭等，以排湾人的五年祭最为隆重。"丰年祭"又称"丰收节"、"丰收祭"、"收获节"等，相当于汉族的春节，是高山族最盛大的节日，每年举办一次。"丰收祭"这一天，族人自带一缸酒到场，围着篝火，边跳舞、边吃边饮酒，庆贺一年的劳动收获。

3. **民族习俗**　高山族人性格豪放，热情好客，喜在节日或喜庆的日子里举行宴请和歌舞集会。每逢节日，都要杀猪、宰牛，置酒摆宴。在年终时，用一种吃"希诺"的植物叶子，包上糯米蒸熟，供本家同宗人享用，以表示庆贺。

4. **禁忌**　高山族具有普遍意义的禁忌。属于视觉的，如禁忌遇见横死者及其葬地、遇见动物交尾等；属于触觉的，如禁忌接触神物、接触死者的器物等。特殊禁忌，如：女人不能接触男人使用的猎具与武器，诸如弓、箭、枪、矛等，不得擅自进入男性会所和祭祀场地；男性不能接触女人使用的织布机和生麻。在捕鱼、出猎或祭祀期间，家里不能断火，祭祀期间不能吃鱼等。其中，祭祀中打喷嚏尤为忌讳，南部高山族认为喷嚏意味着灵魂出壳，有招诱恶灵的危险，是祸事临头的征兆。

第二节　世界各国礼仪文化

一、欧洲国家

欧洲国家众多，人口相当密集，民族多。由于民族文化的差异，欧洲各国都拥有许多各自的特点。下面介绍欧洲几个主要国家的礼仪文化。

（一）英国礼俗

英国国土面积 244，820 平方公里，首都是伦敦，货币是英镑，官方语言是英语，国花为玫瑰。英格兰人占 80%、苏格兰占 9.1% 人，威尔士人占 2.7% 等。

1. **宗教信仰**　绝大部分人信奉基督教，只有北爱尔兰地区的一部分居民信奉天主教。

2. **饮食习惯**　英国人口味清淡，喜食鲜嫩、焦香的食物，吃的东西少而精，不爱吃带黏汁和辣味的菜。爱吃烤面包，喜食浓汤、新鲜蔬菜、水果等。爱吃牛羊肉、鸡、鸭、野味。爱喝葡萄酒、啤酒和烈性酒。爱喝牛奶、红茶。现在英国人的饮食习惯正朝有益于健康的方向改变，主要表现为减少糖和奶油的摄入，增加粮食蔬菜，适当吃牛肉、鱼、禽肉，减少咖啡饮用，多喝果汁及低脂肪牛奶。

由于宗教原因，大多数欧洲人星期五正餐经常吃鱼。欧洲人由于肉类摄入量高，对胆固醇怀有恐惧心理，所以基本不食用动物肝脏。一般来说，带皮、带刺、带骨、脂肪裸露的菜肴也不喜欢吃。

3. 礼貌礼节　英国人十分讲究礼节礼貌。英国人性格内向，不爱多说话，冷静，在公开场合不表露个人情感，一言一行不苟且，不随便。去英国旅游，千万不要问别人私事，如"您去哪儿"、"吃饭了吗"？中国人认为很热情，英国人认为你很粗鲁。更忌讳打听男人的工资和女人的年龄。英国人有排队的习惯，排队上公交车、火车或买报纸，加塞是一种令人不齿的行为。平常谈话中不谈论政治，下班后不谈公事，不喜欢干扰别人的私生活。在英国购物，最忌讳的是砍价，认为这是很丢面子的事情。去朋友家做客，要给女主人带一束鲜花或巧克力糖。英国人对茶十分感兴趣，比欧洲任何其他民族都更喜欢喝茶。英国是绅士之国，讲究文明礼貌，注重修养，同时也要求别人对自己有礼貌。注意衣着打扮，什么场合穿什么服饰都有一定惯例。见面时对尊长、上级和不熟悉的人用尊称，并在对方姓名前面加上职称、衔称或先生、女士、夫人、小姐等称呼。"女士第一"在英国比世界其他国家都明显，我们接待英国妇女时必须充分尊重她们。对英国人用表示胜利的手势"V"时，一定要注意手心对着对方，否则会招致不满。

4. 禁忌　英国人非常忌讳"13"这个数字，认为这是个不吉祥的数字。用餐时，不准13个人同桌。如果13日又是星期五的话，认为是双倍的不吉利。英国人忌用人像作商品装潢，忌用大象图案，认为大象是蠢笨的象征。英国人对墨绿色很讨厌，认为墨绿色会给人带来懊丧。英国人很忌讳黑猫，认为这预示要遭到不幸。英国人忌讳百合花，并把百合花看做是死亡的象征。他们忌讳在众人面前相互耳语，认为这是一种失礼的行为。

（二）德国礼俗

德国国土面积 357,021 平方公里，首都是柏林，货币是欧元，官方语言是德语，英语只在旅馆行得通，国花为车矢菊。德意志人占 95%。二次大战后，德国分裂为东、西两个国家。1990 年 10 月 3 日，东西德宣布统一，定国名为德国。

1. 宗教信仰　居民中信奉基督教的约占一半，另有约 46% 的人信奉天主教。

2. 饮食习惯　德国人最讲究、最丰盛的不是午餐、晚餐，而是早餐。在旅馆或政府机构的餐厅，早餐大都是自助形式，有主食、肉类、蔬菜、饮料、水果等，不仅品种丰富，且色香味俱佳。副食喜欢吃瘦猪肉、牛肉、鸡蛋、土豆、鸡鸭、野味，不大喜欢吃鱼虾等海味，也不爱吃油腻、过辣的菜肴，口味喜清淡、甜酸。晚餐一般吃冷餐，而且喜欢烛光晚餐。德国人以啤酒为主，也爱喝葡萄酒。此外，德国人在外聚在一起吃饭，在未讲明的情况下，一般要各自付钱。

3. 礼貌礼节　德国人爱清洁，纪律性强，在礼节上讲究形式，约会要准时。在宴会上，一般男子要坐在妇女和职位高的人的左侧。女士离开和返回饭桌时，男子要站起来以示礼貌。请德国人进餐，事先必须安排好。他们不喜欢别人直呼其名，而要称头衔。接电话要首先告诉对方你的姓名。与他们交谈，可谈有关德国的事及个人业余爱好和体育，如足球之类的运动，但不要谈篮球、垒球和美式橄榄球运动。

4. 禁忌　德国忌讳 13 和星期五，忌讳茶色、黑色、红色、深蓝色等颜色，忌吃核桃，忌送玫瑰花。忌讳在公共场合窃窃私语，不喜欢他人过问自己私事。走在德国的大街上，德国人黑鞋从不系白色鞋带，因为那是纳粹的标志。

（三）法国礼俗

法国国土面积 551，602 平方公里，首都是巴黎，货币是法郎，官方语言是法语，国花为鸢尾花。法兰西人占 90%，其余为布列塔尼亚人、巴斯克人和科西嘉人。

1. 宗教信仰　大多数法国人信奉天主教，少数信奉基督教和伊斯兰教。

2. 饮食习惯　法国人的口味特点是喜鲜嫩、肥浓，做菜用酒较重，喜欢生吃牡蛎，喜欢吃蜗牛、青蛙腿及酥脆点心。他们的家常菜是牛排和土豆丝，鹅肝是法国的名贵菜。法国人每天都离不开奶酪，早餐一般吃面包、黄油，喝牛奶、浓咖啡；午餐喜欢吃炖鸡、炖牛肉、炖火腿、焖龙虾、炖鱼等；晚餐一般很丰盛。法国人爱吃冷盘，不太喜欢吃汤菜，喜欢喝啤酒、葡萄酒、苹果酒、牛奶、红茶、咖啡、清汤等。

3. 礼貌礼节　法国人乐于助人，谈问题不拐弯抹角，但不急于作出结论，作出结论后都明确告知对方。约会讲究准时，不准时被认为是无礼貌。待人彬彬有礼，礼貌语言不离口。在公共场所，不大声喧哗，不能随便指手画脚、掏鼻孔、剔牙、掏耳朵。男子不能提裤子，女子不能隔着裙子提袜子；女子坐时不能跷二郎腿，双膝要靠拢。男女一起看节目，女子坐在中间，男子则坐在两边。不赠送或接受有明显广告标记的礼品，喜欢有文化价值和艺术水平的礼品。不喜欢听蹩脚的法语。行接吻礼时，规矩很严格，朋友、亲戚、同事之间只能贴脸或颊，长辈对小辈是亲额头，只有夫妇或情侣才真正接吻。

4. 禁忌　法国人忌黄色的花，认为黄色花象征不忠诚；忌黑桃图案，视之为不吉利；忌仙鹤图案，认为仙鹤是蠢汉的象征；忌墨绿色，因为纳粹军服是墨绿色；忌送香水给关系一般的女人，在法国认为送香水给女人意味着求爱。

（四）俄罗斯礼俗

俄罗斯国土面积 1710 平方公里，首都是莫斯科，货币是卢布，官方语言是俄语。共有 100 多个民族，俄罗斯人占 82%。

1. 宗教信仰　俄罗斯人主要信仰东正教，这是该国的国教。

2. 饮食习惯　在饮食习惯上，俄罗斯人讲究量大实惠，油大味厚。他们喜欢酸、辣、咸味，偏爱炸、煎、烤、炒的食物，尤其爱吃冷菜。俄罗斯人日常以面包为主食，鱼、肉、禽、蛋和蔬菜为副食。他们喜食牛、羊肉，但不大爱吃猪肉，不吃木耳、海蜇之类的食物，偏爱酸、甜食物。大名远扬的特色食品还有鱼子酱、酸黄瓜、酸牛奶等等。俄罗斯人喝啤酒佐餐，酒量也很大。他们最喜欢喝高度烈性的"伏特加"。酷爱红茶，在喝红茶时有加糖和柠檬的习惯。酸牛奶、果子汁则是妇女和儿童们喜爱的饮料。

俄罗斯人午餐和晚餐很讲究，一定要喝汤，而且要求汤汁浓，如鱼片汤、肉丸汤、鸡汁汤等。凉菜小吃中，俄罗斯人喜欢吃生西红柿、生洋葱、酸黄瓜、酸奶渣以及酸奶油拌色拉等。他们进餐时吃凉菜的时间较长，故服务时不要急于撤盘。

3. 礼貌礼节　在人际交往中，俄罗斯人素来以热情、豪放、勇敢、耿直而著称于世。在交际场合，俄罗斯人惯于和初次会面的人行握手礼。但对于熟悉的人，尤其是在久别重逢时，他们则大多要与对方热情拥抱。与人相约，讲究准时。他们尊重女性，在社交场合，男性还帮女性拉门、脱大衣、餐桌上为女性分菜等。称呼俄罗斯人要称其名和父名，不能只称其姓。他们爱清洁，不随便在公共场所扔东西。俄罗斯人重视文化教育，喜欢艺术品和艺术欣赏。在俄罗斯，被视为"光明象征"的向日葵最受人们喜爱，被称为"太阳花"，并被定为国花。拜访俄罗斯人时，送给女士的鲜花宜为单数。

4. 禁忌　与俄罗斯人交往不能说他们小气，初次结识俄罗斯人忌问对方私事，不能与他们在背后议论第三者，对妇女忌问年龄等。让烟时，一般要递上烟盒让其自取，不能只给一支。特别注意不要一根火柴点三个人的烟。在数目方面，十分忌讳"13"与"星期五"。

二、美洲国家

美利加州，简称美洲，位于西半球，自然地理分为北美洲、中美洲和南美洲，面积达 4206.8 万平方公里，占地球地表面积的 8.3%、陆地面积的 28.4%。我们主要介绍美国和加拿大两个国家的礼仪文化。

（一）美国礼俗

美国国土面积 9,629,091 平方公里，是美洲诞生第一个西方殖民独立国家，聚集了世界上 150 多个民族的后裔，首都是华盛顿，货币是美元，官方语言是美式英语，国花为玫瑰。

1. 宗教信仰　美国人 57% 信奉基督教，28% 信奉天主教。

2. 饮食习惯　美国人在饮食上一般都比较随便，没有过多讲究。他们喜欢"生"、"冷"、"淡"，"生"是爱吃生菜多；"冷"是乐于吃凉菜；"淡"是喜欢少盐味。美国人不习惯厨师烹调中多用调料，而习惯在餐桌上备用调料自行调味。他们平时惯用西餐，早、午餐乐于从简，晚餐比较丰富，在吃午餐和晚餐之前，通常要喝点鸡尾酒。在吃主食之前，一般都要吃一盘色拉，炸蘑菇和炸洋葱圈可作为开胃食品。美国人特别喜欢野味和海味菜肴，尤其对蛙肉和火鸡更加偏爱。忌食各种动物的五趾和内脏，不吃蒜，不吃过辣食品，不爱吃肥肉，不喜欢清蒸和红烩菜肴。而且用餐方式也是很有讲究，一般是刀叉并用，喜欢以右手为刀割食品后，再换叉子取食用餐。他们不喜欢在自己的餐碟里剩食物，认为这是不礼貌的。

3. **礼貌礼节** 美国人讲究礼节，无论任何时候接受他人为您服务时都需要说声谢谢，否则会被视为无礼。任何时候，都要礼让妇女、儿童，如帮他们开门、让他们先行等。任何情况下，都不要询问对方的年龄（尤其是女士）、收入及婚姻状况。一定不要随地吐痰、随处吸烟。要吸烟时请注意是否有禁烟标志，并请询问周围的人（特别是女士）是否介意您吸烟。美国人与客人见面时，一般都以握手为礼，习惯手要握得紧，眼要正视对方，微弓身。如果是异性，要待女性先伸出手后，男性再伸手相握；如果是同性，通常应年长人先伸手给年轻人，地位高的伸手给地位低的，主人伸手给客人。另一种礼节是亲吻礼，是在彼此关系很熟的情况下施行的一种礼节。

美国人性格浪漫、为人诚挚，惯于实事求是、坦率直言。美国人以好客著称，为了表示友好，使客人感到随便，不拘束，一般乐于在自己家里宴请客人。他们很健谈，喜欢边谈边用手势比划。他们喜欢行动自由自在，不受约束。美国人喜爱白色，认为白色是纯洁的象征；偏爱黄色，认为是和谐的象征；喜欢蓝色和红色，认为是吉祥如意的象征。他们喜欢白猫，认为白猫可以给人带来运气。

4. **禁忌** 美国人忌讳"13"、"星期五"、"3"，认为这些数字和日期，都是厄运和灾难的象征。忌讳有人在自己面前挖耳朵、抠鼻孔、打喷嚏、伸懒腰、咳嗽等，认为这些都是不文明的、缺乏礼教的行为。忌讳有人冲他伸舌头，认为这是污辱人的动作。讨厌蝙蝠，认为它是吸血鬼和凶神的象征。忌讳黑色，认为黑色是肃穆的象征，是丧葬用的色彩。美国人还有三大忌：一是忌有人问他的年龄，二是忌问他买东西的价钱，三是忌在见面时说："你长胖了!"。

（二）加拿大礼俗

加拿大国土面积 9，984，670 平方公里，首都是渥太华，货币是加拿大元，官方语言是英语、法语，国花为枫叶。

1. **宗教信仰** 加拿大人主要信奉基督教。

2. **饮食习惯** 加拿大人对法式菜肴比较偏爱，并以面包、牛肉、鸡肉、土豆、西红柿等物为日常之食。从总体上讲他们以肉食为主，特别爱吃奶酪和黄油。加拿大人重视晚餐，饮食上讲究菜肴的营养和质量，注重菜肴的鲜和嫩。口味一般不喜欢太咸，偏爱甜味，喜欢白兰地、香槟酒等。一般以米饭为主食。对煎、烤、炸等烹调方法制作的菜肴偏爱。喜爱中国的苏菜、沪菜、鲁菜。加拿大人有邀请亲朋好友到自己家中共进晚餐的习惯。受到这种邀请应当理解为是主人主动显示友好之意，赴宴时最好到花店买一束鲜花送给主人，以表达自己的谢意。在餐桌上，男女主宾一般分别坐在男女主人的右手边。饭前先用餐巾印一印嘴唇，以保持杯口干净。进餐时不要当众用牙签剔牙，切忌把自己的餐具摆到他人的位置上。

3. **礼貌礼节** 加拿大人在社交场合与客人相见时，一般都惯行握手礼。亲吻和拥抱礼虽然也是加拿大人的礼节方式，但它仅适合于熟人、亲友和情人之间。加拿大人喜欢用手指比画"V"字形或"OK"字样，在社交场合介绍朋友时，手的姿势是胳膊往外微伸，手掌向上，手指并拢。在公共场合，不用手指来指向他人。加拿大人从不在人前抠头发、清理手指甲缝里的污垢。在教堂，男性着深色西装，打领结，女士则穿样式庄重的衣裙。在日常生活中，加拿大人着装以欧式为主。上班的时间，他们一般要穿西服、套裙。参加社交活动时往往要穿礼服或时装。在休闲场合则讲究自由穿着，只要自我感觉良好即可。

4. 禁忌　在饮食上，加拿大人忌吃虾酱、鱼露、腐乳和臭豆腐等有怪味、腥味的食物；忌食动物内脏和脚爪。忌讳"13"、"星期五"，认为"13"是厄运的数字，"星期五"是灾难的象征。忌讳白色的百合花，因为它会给人带来死亡的气氛，人们习惯用它来悼念死人。加拿大妇女有美容化妆的习惯，因此她们不欢迎服务员送擦脸香巾。不要贸然造访加拿大人的家或办公室，即使你是他的好友，也应打电话预约或通过其他方式提前约定。在加拿大，联邦政府有禁止政府雇员在政府办公室吸烟的规定。在汽车、电梯等处吸烟是不礼貌的，进餐时也不要吸烟。

三、亚洲国家

亚洲是世界上第一大洲，屹立在世界的东方。亚洲有 40 多个国家和地区，人口众多。在历史上亚洲各国之间交往频繁，关系密切，因此相互影响不小，许多国家民族的习俗、礼节都有相近之处。下面介绍亚洲几个国家的礼仪文化。

（一）日本礼俗

日本国土面积 377，835 平方公里，主要民族是大和族，首都是东京，货币是日元，官方语言是日语，国花为樱花。

1. 宗教信仰　日本人主要信仰佛教和神道教，崇尚武士道精神。

2. 饮食习惯　由于四面环海，特殊的地理环境决定了日本人的饮食习惯，对各种海味格外青睐，尤其是生蛎肉、生鱼片。日本人喜欢吃泡菜及用酱、蔬菜、豆腐、香菇、紫菜等海味菜制成的"大酱汤"，这种"大酱汤"被称为"母亲的手艺"。日本人注重茶道、茶礼，茶道仪式十分繁琐。在日本精于茶道，被认为是身份、修养的绝好表现。

3. 礼貌礼节　鞠躬是常见的传统礼节，行礼时立正站直，双手垂在眼前面，俯身低头，同时问候，弯身越低，越示敬意。对日本人的鞠躬礼，每次必须同样还礼。对日本客人，眼睛的直接接触和身体的直接接触都不提倡，因为这代表傲慢，因此看他的领带打结处，以表尊敬。在日本鞠躬要哈腰，头要低到身体一半处，双手放在一起。见到的人的年纪越大、职位越高，鞠躬应该越深。在社交场合，一般穿礼服。和服是日本人最喜爱的民族服装，男子大多穿成套的深色西服，女子穿和服。

4. 禁忌　日本人很讲究餐桌礼仪，单是在使用筷子时就有八种忌讳：一忌舔筷，二忌迷筷，三忌移筷，四忌扭筷，五忌插筷，六忌掏筷，七忌跨筷，八忌剔筷。除此之外，还忌用同一双筷子给席上所有的人夹取食物。日本人不喜欢荷花图案，认为它是不吉祥之花，是祭奠死人用的花。而对于菊花，认为它是一种高贵的花。对于数字，日本人普遍对奇数有好感而不喜欢偶数。请记住：在给日本朋友寄信时，千万别把信封上的邮票倒贴，因为倒贴邮票在日本是绝交的表示。

（二）韩国礼俗

韩国国土面积100，210平方公里，主要民族是韩民族（又称：朝鲜族），首都是首尔（旧称汉城），货币是韩元，官方语言是韩国语，木槿花是韩国的国花，松树是国树，喜鹊是国鸟，老虎是国兽。

1. 宗教信仰　韩国人信奉佛教、基督教、天主教。

2. 饮食习惯　韩国人喜欢辛辣食物，特别喜欢中国菜中的川菜，日常以米饭、冷面为主食，爱吃泡菜、烤牛肉、烧狗肉、人参鸡等。餐具使用汤匙和筷子。

3. 礼貌礼节　韩国人讲究礼貌，待客热情，普通民众都有很好的礼仪素养，敬老爱幼，热情待客，重视礼尚往来。韩国人对交往对象的第一印象非常看重，在与人建立密切的工作关系之前，他们认为举止合乎礼仪是至关重要的。倘若在从事商业谈判的时候能遵守他们的生活方式，他们会对你的好感倍增。到韩国人家里做客，进入室内时，要将鞋子脱掉留在门口，这是最普通的礼仪。

4. 禁忌　与韩国人相处时，宜少谈当地政治，多谈韩国文化艺术。无论在什么场合都不大声说笑。在与韩国人共进工作餐时，不可边吃边谈，因为他们认为吃饭的时候不能随便出声。

（三）新加坡礼俗

新加坡国土面积682.7平方公里，主要民族是华族、印度族、马来族、欧亚族，首都是新加坡，货币是新加坡元，官方语言有英语、华语、马来语和泰米尔语，国花为卓锦·万代兰（兰花的一种），又名胡姬花。人口中四分之三以上为华人，马来人占13.9%，印度人占7.7%。

1. 宗教信仰　新加坡人主要信奉佛教、伊斯兰教、印度教、基督教等。

2. 饮食习惯　新加坡人喜食西餐，爱吃炒鱼片、油炸鱼、炒虾仁等，以米饭、包子为主食，偏爱中国广东菜，信奉伊斯兰教的人喜欢吃咖喱牛肉。爱吃桃、雪梨、荔枝等水果。

3. 礼貌礼节　新加坡人十分讲究礼貌礼节，新加坡华裔在礼仪方面和我国相似，通常的见面礼节是鞠躬、握手，而且还保留了中国古代传统，如两人见面时，相互作揖。印度血统人仍保持印度人的礼节和习俗，妇女额头上点檀香红点，男人扎白色腰带，见面时合十致意。马来血统、巴基斯坦血统的人按伊斯兰教的礼节行事。

4. 禁忌　讲礼节、讲卫生是新加坡人的行为准则。在新加坡旅要特别注意遵守各种规章制度，讲究清洁卫生，保护环境，过马路闯红灯、在公共场所嚼口香糖、吸烟、吐痰等在中国不算违法的事，但在新加坡会受到当地法律的严厉制裁，不仅要交高额的罚金，还有可能被示众，甚至被鞭打。在新加坡，出言不逊、蓬头垢面、衣冠不整、胡子拉碴或留长发的男子都会让人侧目而视。

（四）印度礼俗

印度国土面积面积 298 万平方公里，主要民族是印度斯坦族，泰卢固族，孟加拉族，首都是新德里，货币是卢比，官方语言有印度语、英语，印度的国花为荷花。

1. 宗教信仰　印度人大多信奉印度教，一小部分信奉伊斯兰教、基督教、锡克教、佛教等。

2. 饮食习惯　印度人以大米为主食，爱吃咖喱及油爆、烤、炸的食物，尤其对中国川菜感兴趣。

3. 礼貌礼节　印度是世界四大文明古国之一，在社交场合人们讲究等级，重视身份有别。日常生活中常用的见面礼就有三种：一是贴面礼，二是摸脚礼，三是合十礼。其中合十礼用得最为普遍，当他们迎接贵宾时，双手合十于胸前，然后主人要向客人敬献花环，并亲手将花环套在客人的脖颈上。印度人特别讲究卫生，每天都洗澡且只洗淋浴，因为他们认为澡盆里的水是死水，不洁净。在印度的中产阶级家庭，主妇做饭前要沐浴更衣，因为厨房被他们认为是神圣的地方，任何外人和未沐浴的家人都不能进去。

4. 禁忌　印度是多民族的国家，信奉多种宗教，习俗不尽相同。其中大多数信奉印度教的印度人把牛当成神圣之物，特别禁食牛肉和牛皮做成的食物。印度教上层人士食素戒荤，连用素食制成的仿荤食品也忌食。反感喝酒，他们认为喝酒是违反宗教习惯的。印度教徒最忌讳众人在同一盘中取食，也不吃别人接触过的食物。忌讳左手传递东西和食物，认为左手是不洁净的。切莫抚摩小孩的头，忌用澡盆给小孩洗澡。

（五）泰国礼俗

泰国国土面积 513115 平方公里，主要民族是傣族、华族、老挝族、高棉族，首都是曼谷，货币是泰铢，官方语言为泰语，泰国的国花为睡莲。

1. 宗教信仰　泰国人大多信仰佛教，全国佛寺多达三万多座。

2. 饮食习惯　泰国人喜欢吃民族风味的"咖喱饭"，喜食辣椒、鱼露，青睐中国菜中的广东菜和四川菜。泰国人喜欢冷饮，喝橘子汁或橙汁时喜加盐末。吃水果不仅放冰，也放盐末和辣椒末。僧人每日二餐（早、午），过午只能喝水和饮料，但僧人可吃肉。

3. 礼貌礼节　泰国人很有涵养，在待人接物中，讲究微笑、礼让，在世界享有"微笑之国"的美誉。普通泰国人见面通常施"合十礼"，双手举得越高越表示尊敬对方。泰国的官员、学者和知识分子见面握手问候，但男女之间不握手。平民拜见国王施跪拜礼，国王拜见高僧时也须下跪，儿子出家为僧，父母也要对其行跪拜礼。

4. 禁忌　泰国的寺庙很多，进寺庙烧香拜佛或参观时，不得赤胸露背，衣帽不整洁，这会被认为玷污了圣地，对神佛失敬。进庙时，每个人须脱下鞋子，并且不得踩寺庙的门槛，他们认为门槛下住着神灵。忌讳参观寺庙的人随意给佛像拍照或抚摸佛像。

主要参考书目

[1] 张文．求职礼仪．广州：华南理工大学出版社，2000

[2] 高澍苹．护理美学概论．北京：科学技术文献出版社，2001

[3] 李惠中．跟我学礼仪．北京：中国商业出版社，2002

[4] 高燕．护理礼仪与人际沟通．北京：高等教育出版社，2003

[5] 耿洁．护理礼仪．北京：人民卫生出版社，2003

[6] 何宪平．护理伦理学．北京：高等教育出版社，2003

[7] 肖京华．医护礼仪与形体训练．北京：科学出版社，2004

[8] 刘桂英．护理礼仪．北京：人民卫生出版社，2004

[9] 李晓阳．护理礼仪．北京：高等教育出版社，2005

[10] 李晓阳．人际沟通．长沙：湖南科学技术出版社，2005

[11] 刘莹．实用护士礼仪学．北京：科学技术文献出版社，2005

[12] 马如娅．护理技术．北京：人民卫生出版社，2005

[13] 梁银辉．护士礼仪．北京：高等教育出版社，2006

[14] 黄建萍．现代护士实用手册．北京：人民军医出版社，2006

[15] 姜小鹰．护理美学．北京：人民卫生出版社，2006

[16] 周裕新．求职上岗礼仪．上海：同济大学出版社，2006

[17] 刘宇．护理礼仪．北京：人民卫生出版社，2006

[18] 姚群．商务文书与公关礼仪．北京：北京大学出版社，2007

[19] 邱萌．当代护士礼仪．镇江：江苏大学出版社，2007

[20] 金正昆．公关礼仪．北京：北京大学出版社，2007

[21] 耿洁．护理礼仪．2版．北京：人民卫生出版社，2008

[22] 张书全．人际沟通．2版．北京：人民卫生出版社，2008

[23] 史瑞芬．护士人文修养．北京：高等教育出版社，2008

[24] 王平辉．社交礼仪与规范技巧．南宁：广西人民出版社，2008

[25] 高燕．护理礼仪与人际沟通．2版．北京：高等教育出版社，2008

[26] 李小萍．基础护理学．2版．北京：人民卫生出版社，2008

[27] 未来之舟．求职礼仪手册．北京：海洋出版社，2008

[28] 卢根娣．护士服务礼仪规范．上海：第二军医大学出版社，2009

[29] 任小红．实用护理美学．长沙：中南大学出版社，2009

[30] 高达玲．护理礼仪与形体训练．3版．南京：东南大学出版社，2009

[31] 陈芬．护理礼仪与人际沟通．南京：东南大学出版社，2009

[32] 金正昆．接待礼仪．北京：中国人民大学出版社，2009

[33] 马飞．商务礼仪规范手册．3版．北京：金城出版社，2009

[34] 赵景卓．现代求职礼仪．北京：中国物资出版社，2009

[35] 毛春燕．护理礼仪．西安：第四军医大学出版社，2010

[36] 夏志强，翟文明．礼仪常识全知道．北京：华文出版社，2010

[37] 张艳霞．护士服务礼仪与沟通技巧．北京：军事医学科学出版社，2010

［38］李晓玲．护理人际沟通与礼仪．北京：高等教育出版社，2010

［39］郑弘．现代护理美学．杭州：浙江大学出版社，2010

［40］蒋璟萍．中等职业学校师生文明礼貌读本．长沙：湖南人民出版社，2011

［41］雷容丹．护理礼仪与人际沟通．北京：中国医药科技出版社，2011

［42］刘勇．人际沟通．西安：第四军医大学出版社，2012